执业药师考试考点速记突破胜经系列丛书

中药学专业知识（二）

田磊　编著

中国中医药出版社

·北　京·

图书在版编目（CIP）数据

执业药师考试考点速记突破胜经.中药学专业知识.二/田磊编
著.—北京：中国中医药出版社，2018.12
（执业药师考试考点速记突破胜经系列丛书）
ISBN 978 - 7 - 5132 - 5337 - 6

Ⅰ.①执… Ⅱ.①田… Ⅲ.①中药学—资格考试—自学参考
资料 Ⅳ.① R192.8

中国版本图书馆 CIP 数据核字（2018）第 258521 号

中国中医药出版社出版

北京市朝阳区北三环东路 28 号易亨大厦 16 层
邮政编码 100013
传真 010-64405750
三河市同力彩印有限公司印刷
各地新华书店经销

开本 787×1092 1/32 印张 6 字数 101 千字
2018 年 12 月第 1 版 2018 年 12 月第 1 次印刷
书号 ISBN 978 - 7 - 5132 - 5337 - 6

定价 39.00 元
网址 www.cptcm.com

社 长 热 线 010-64405720
购 书 热 线 010-89535836
侵 权 打 假 010-64405753

微信服务号 zgzyycbs
微商城网址 https://kdt.im/LIdUGr
官方微博 http://e.weibo.com/cptcm
天猫旗舰店网址 https://zgzyycbs.tmall.com

如有印装质量问题请与本社出版部联系（010-64405510）
版权专有 侵权必究

前　言

　　国家执业药师资格考试具有专业性强、知识面广、系统性差、考点散、难点多的特点，让广大考生深感棘手。为满足广大考生的备考需求，编者在详细研读教材内容，深入领会考试大纲的基础上，依据《国家执业药师考试指南》编写了《执业药师考试考点速记突破胜经系列丛书》。

　　该丛书包括《中药学专业知识（一）》《中药学专业知识（二）》《中药学综合知识与技能》《药学专业知识（一）》《药学专业知识（二）》《药学综合知识与技能》《药事管理与法规》七个分册，每册内容详尽，针对性强，有利于考生全面系统地掌握教材内容，深入理解重点、难点，为广大考生备考起到事半功倍之效。

　　本丛书的主要特点如下：

1. 覆盖全面

　　本丛书覆盖大纲规定的全部知识点，对重点、难点进行了系统的归纳和总结，有利于考生全面系统地消化理解各专业知识，提高综合应试能力。

2. 重点突出

　　本丛书紧紧围绕考试大纲，对大纲要求了解、掌握、熟悉的知识点进行了全面而有层次的梳理，易记易学，有助于考生将考点了然于心。

3. 结构清晰

本丛书是编者对"考试大纲"和"考试教材"反复研读凝炼而成，凝聚了编者十余年的执业药师考前辅导经验，对考点进行了全面系统的归纳，配以表格等形式展示重点和难点，简明直观地突出各章节知识点，帮助考生快捷掌握重要的和易混淆的内容，以强化和巩固考生对知识点的掌握。

编　者

2018 年 10 月

目　录

第一部分　常用单味中药

第二部分　常用中成药

第一部分

常用单味中药

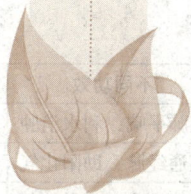

第一章　解表药

考点 ★　解表药的使用注意

使用发汗力强的解表药，要注意掌握用量，中病即止，不可过汗，以免损伤阳气和津液；体虚多汗及热病后期津液亏耗者忌服；对久患疮痈、淋证及失血患者，虽有外感表证，也要慎重使用；入汤剂不宜久煎，以免有效成分挥发过多而降低疗效。

第一节　辛温解表药

考点 1 ★★★　麻黄、桂枝、紫苏、生姜、荆芥、防风、羌活、细辛、白芷

药名	相似功效	不同功效	要点
麻黄	发汗解表	宣肺平喘，利水消肿	
桂枝	发汗解肌	温通经脉，助阳化气	
紫苏	发表散寒	行气宽中，安胎，解鱼蟹毒	解鱼蟹毒
生姜	发汗解表	温中止呕，温肺止咳	呕家圣药；解鱼蟹毒
荆芥	散风解表	透疹止痒，止血	既可散风寒，又能散风热
防风	祛风解表	胜湿，止痛，解痉	

续表

药名	相似功效	不同功效	要点
羌活	解表散寒	祛风胜湿，止痛	上半身风湿痹痛；太阳头痛
细辛	祛风散寒	通窍，止痛，温肺化饮	治寒饮伏肺之要药；汤剂，1～3g；粉末，0.5～1g
白芷	发散风寒	通窍止痛，燥湿止带，消肿排脓	阳明头痛

考点2 ★★　香薷、藁本、苍耳子、辛夷

药名	相似功效	不同功效	要点
香薷	发汗解表	和中化湿，利水消肿	夏月麻黄，发汗解暑宜水煎凉服
藁本	发表散寒	祛风胜湿，止痛	颠顶头痛
苍耳子	散风寒	通鼻窍，除湿止痛，止痒	鼻渊头痛要药
辛夷	散风寒	通鼻窍	鼻渊要药；需包煎

考点3 ★　西河柳

药名	相似功效	不同功效
西河柳	发表	透疹，祛风除湿

考点4 ★★★　常用配伍

配伍	意义
麻黄配桂枝	麻黄辛温，功善宣肺发汗解表；桂枝辛甘温，功能发汗解表、助阳通脉。两药相合，发汗解表力强，治风寒表实无汗功著
麻黄配苦杏仁	麻黄辛温宣散，功善宣肺平喘、发表散寒；苦杏仁苦温润降，功善平喘止咳，略兼宣肺。两药相合，善宣肺降气而平喘止咳，治喘咳气逆功著，证属风寒束肺者尤宜
麻黄配石膏	麻黄辛温，功善宣肺平喘、发汗解表；石膏辛甘性寒，功能清热泻火、除烦解肌。两药相合，清肺平喘兼透表热，治肺热咳喘效佳
桂枝配白芍	桂枝辛甘性温，功能发表助阳、温通经脉；白芍酸甘微寒，功能养血敛阴止汗。两药相合，收散并举，共奏调和营卫、散风敛营、解肌发表之功，治风寒表虚有汗每用
细辛配干姜、五味子	细辛辛温，祛风散寒、温肺化饮；干姜辛热，温中散寒、温肺化饮；五味子酸温，敛肺气、滋肾阴。三药相合，温燥中有敛润，既善温肺化饮，又不耗气伤阴，治寒饮喘咳日久者效佳

考点5 ★★★　药理作用

麻黄：本品有促进发汗、解热、镇痛、抗炎、抗菌、抗病毒、抗过敏、镇咳、祛痰、平喘、利尿、强心、升高血压及兴奋中枢等作用。

桂枝：本品有促进发汗、解热、扩张皮肤血管、抗菌、抗病毒、镇静、抗惊厥、抗炎、抗过敏、增加冠脉血流量、强心、利尿、健胃、促进胃肠蠕动及抗肿瘤等作用。

细辛：本品有解热、镇痛、镇静、抗炎、抑菌、抗组织胺、抗变态反应、松弛支气管平滑肌等作用。

历年常考点

1. 麻黄除发汗利水外，还能宣肺平喘。

2. 桂枝的主治：风寒表虚有汗，风寒表实无汗。风寒湿痹，经寒血滞之月经不调、痛经、经闭、癥瘕。胸痹作痛，阳虚心悸。虚寒腹痛。阳虚水肿，痰饮证。

3. 紫苏的主治：风寒感冒，咳嗽胸闷。脾胃气滞证。气滞胎动证。食鱼蟹中毒引起的腹痛吐泻。

4. 具有行气宽中、发散风寒功效的药物是：紫苏。

5. 既发散风寒，又燥湿止带的药物是：白芷。

6. 既祛风散寒，又温肺化饮的药物是：细辛。

7. 发表透疹宜生用，止血须炒炭的药物是：荆芥。

8. 防风的功效：祛风解表，胜湿，止痛，解痉。

9. 对于阴暑证患者，医师在处方中选用香薷，是因其能发汗解表、化湿和中。此时最佳的服用方法是水煎凉服。

第二节　辛凉解表药

考点1★★★　薄荷、牛蒡子、蝉蜕、桑叶、菊花、葛根、柴胡

药名	相似功效	不同功效	要点
薄荷	宣散风热	清利头目，利咽，透疹，疏肝	后下
牛蒡子	疏散风热	宣肺利咽，解毒透疹，消肿疗疮	
蝉蜕	疏散风热	透疹止痒，明目退翳，息风止痉	
桑叶	疏散风热	清肺润燥，平肝明目，凉血止血	
菊花	疏散风热	平肝明目，清热解毒	
葛根	解肌退热	透疹，生津，升阳止泻	治项背强痛之要药
柴胡	解表退热	疏肝解郁，升举阳气	和解少阳之要药

考点2★★　升麻、蔓荆子

药名	相似功效	不同功效
升麻	发表	透疹，清热解毒，升举阳气
蔓荆子	疏散风热	清利头目，祛风止痛

考点3 ★ 淡豆豉、浮萍、木贼

药名	相似功效	不同功效
淡豆豉	解表	除烦
浮萍	发汗解表	透疹止痒，利水消肿
木贼	疏散风热	明目退翳，止血

考点4 ★★★ 常用配伍

配伍	意义
蝉蜕配胖大海	蝉蜕甘寒质轻，功能疏散风热、宣肺疗哑；胖大海甘寒，功能清宣肺气、利咽开音。两药相合，清宣肺气、利咽开音力强，善治风热或肺热之咽痛音哑
桑叶配菊花	桑叶苦、甘、寒，菊花辛、甘、苦，微寒，二药均能疏散风热、平肝明目，合用后药力更强，善治风热感冒、温病初起、风热或肝热目赤、肝阳眩晕及肝肾亏虚目暗不明
桑叶配黑芝麻	桑叶平肝益阴明目，黑芝麻补精血润肠。二药合用，补肝肾明目力强，治肝肾亏虚视物昏花效佳，兼肠燥便秘者尤宜
菊花配枸杞子	菊花辛、甘、微寒，功能清肝明目、益阴平肝；枸杞子甘平，功能滋补肝肾明目。二药合用，补肝肾明目力强，肝肾亏虚之视物昏花用之效佳
生葛根配黄芩、黄连	生葛根甘辛性凉，功能解肌退热、升阳止泻；黄芩、黄连苦寒，功善清热燥湿、泻火解毒。三药合用，既清热燥湿解毒，又透热升阳止泻，主治湿热泻痢初起
柴胡配黄芩	柴胡苦、辛、微寒，善疏散退热；黄芩苦寒，善清热泻火。二药合用，清解半表半里之邪热效强，治少阳寒热往来效著

考点5 ★★★ 药理作用

葛根：本品有解热、扩张皮肤血管、镇静、抗过敏、扩张冠状动脉、改善心脏功能、改善脑循环、抗缺氧及降血压等作用。

柴胡：本品有解热、镇静、镇痛、镇咳、抗炎、抗菌、抗病毒、保肝利胆、降血脂及抗消化道溃疡等作用。

历年常考点

1. 薄荷除宣散风热外，还能清利头目，利咽，透疹，疏肝。

2. 菊花除疏散风热外，还能平肝明目，清热解毒。

3. 蝉蜕除疏散风热外，还能透疹止痒、明目退翳、息风止痉。

4. 牛蒡子除宣肺利咽外，还能疏散风热、解毒透疹、消肿疗疮。

5. 桑叶除疏散风热外，还能清肺润燥、平肝明目、凉血止血。

6. 菊花的主治：风热感冒，温病初起。风热或肝火上攻所致的目赤肿痛。肝阴虚的眼目昏花。风热头痛，肝阳头痛、眩晕。热毒疮肿。

7. 葛根的主治：外感表证，项背强痛。麻疹初起透发不畅。热病烦渴，消渴证。湿热泻痢初起，脾虚泄泻。

8.葛根芩连丸中的葛根，除能升阳止泻外，又能解肌退热。

9.既疏散风热，又生津的药物是：葛根。

10.既解表退热，又疏肝的药物是：柴胡。

11.既发表透疹，又解毒的药物是：升麻。

第二章　清热药

考点 ★　清热药的使用注意

本类药药性寒凉，易伤脾胃，凡脾胃虚弱、食少便溏者慎服；热病易伤津液，清热燥湿药易化燥伤阴津，故阴虚津伤者亦当慎用；阴盛格阳、真寒假热之证，尤须明辨，不可妄投；要中病即止，避免克伐太过，损伤正气。

第一节　清热泻火药

考点 1 ★★★　石膏、知母、天花粉、栀子、夏枯草

药名	相似功效	不同功效	要点
石膏	清热泻火	生用：清热泻火，除烦止渴；煅用：收湿敛疮，生肌止血	治气分高热和肺胃实火之要药
知母	清热泻火	滋阴润燥	
天花粉	清热	生津，清肺润燥，消肿排脓	
栀子	泻火	除烦，清热利尿，凉血解毒，消肿止痛	
夏枯草	清肝	明目，散结消肿	

考点 2 ★★　芦根、竹叶、淡竹叶、决明子

药名	相似功效	不同功效
芦根	清热	生津，除烦止呕，利尿
竹叶	清热	除烦，生津，利尿
淡竹叶	清热	除烦，利尿
决明子	清肝	明目，润肠通便

考点 3 ★　密蒙花、谷精草、青葙子

药名	相似功效	不同功效
密蒙花	清热	养肝，明目退翳
谷精草	疏散风热	明目退翳
青葙子	清肝泻火	明目退翳

考点 4 ★★★　常用配伍

配伍	意义
石膏配知母	石膏生用辛、甘、大寒，功能清热泻火、除烦止渴；知母苦甘而寒，功能清热泻火、滋阴润燥。两药相合，清热泻火、滋阴生津力更强，既治热病气分高热证，又治肺胃火热伤津证
知母配黄柏	知母苦、甘，性寒，功能清热泻火、滋阴润燥；黄柏苦寒，功能清热泻火。两药相合，清热降火坚阴，治阴虚火旺效佳
知母配川贝母	知母苦、甘，性寒，功能清热泻火、滋阴润燥；川贝母辛、苦，微寒，功能清热化痰、润肺止咳。两药相合，既滋阴润肺，又清热化痰，善治阴虚劳嗽、肺燥咳嗽

续表

配伍	意义
栀子配淡豆豉	栀子苦寒，善清热泻火除烦；豆豉辛、甘、微苦，性寒，善宣散郁热而除烦。两药相合，清散郁热除烦力强，治温病初起胸中烦闷及虚烦不眠效佳
栀子配茵陈	栀子苦寒，功能泻火除烦、利湿退黄；茵陈苦微寒，功能清热利湿退黄。两药合用，清热利湿退黄力强，治湿热黄疸效佳

考点5 ★★★　药理作用

知母：本品有解热、抗菌、抗炎、镇静、抗肿瘤、降血糖、抑制 Na^+-K^+-ATP 酶、降低交感–肾上腺系统机能、抑制血小板聚集等作用。

栀子：本品有解热、抗菌、抗病毒、抗炎、镇静、镇痛、抑制中枢、降血压、保肝利胆、促进胰腺分泌、利尿、减少胃液分泌、泻下、止血及防治动脉粥样硬化等作用。

历年常考点

1. 石膏的主治：温病气分高热。肺热咳喘。胃火上炎所致的头痛、牙龈肿痛、口舌生疮。疮疡不敛，湿疹，水火烫伤，外伤出血。

2. 苦寒清泄，甘而滋润，上能清肺润燥，中能清胃生津，下能滋阴降火，治疗实热虚热均可选用的药物是：知母。

3. 天花粉的功效：清热生津，清肺润燥，消肿排脓。

4. 栀子的功效：泻火除烦，清热利尿，凉血解毒，消肿止痛。

5. 栀子的药理作用：解热、抗菌、抗病毒、抗炎、镇静、镇痛、抑制中枢、降血压、保肝利胆、促进胰腺分泌、利尿、减少胃液分泌、泻下、止血及防治动脉粥样硬化等。

6. 生用走气分而泻火，炒黑入血分而止血的药物是：栀子。

7. 具有清热养肝，明目退翳功效的药物是：密蒙花。

8. 具有清肝明目，润肠通便功效的药物是：决明子。

9. 具有清肝明目，散结消肿功效的药物是：夏枯草。

10. 谷精草除明目退翳外，还能疏散风热。

11. 可除烦止呕的药物是：芦根。

12. 可清肝明目的药物是：青葙子。

第二节　清热燥湿药

考点1★★★　黄芩、黄连、黄柏、龙胆

药名	相似功效	不同功效	要点
黄芩	清热燥湿	泻火解毒，止血，安胎	
黄连	清热燥湿	泻火解毒	治湿热火郁之要药

续表

药名	相似功效	不同功效	要点
黄柏	清热燥湿	泻火解毒，退虚热	
龙胆	清热燥湿	泻肝胆火	治肝经湿热、实火之要药

考点2 ★★　苦参

药名	相似功效	不同功效	要点
苦参	清热燥湿	杀虫止痒，利尿	反藜芦

考点3 ★★★　常用配伍

配伍	意义
黄连配木香	黄连苦寒，功能清热燥湿、泻火解毒；木香辛、苦，性温，功能理肠胃气滞而止痛。两药相合，既清热燥湿解毒，又理气止痛，治湿热泻痢腹痛、里急后重每用
黄连配吴茱萸	黄连苦寒，功能清热燥湿泻火；吴茱萸辛苦而热，功能燥湿疏肝下气。两药相合，既清热泻火燥湿，又疏肝和胃制酸，治肝火犯胃、湿热中阻之呕吐泛酸
黄连配半夏、瓜蒌	黄连苦寒，功能清热燥湿泻火；半夏辛苦而温，功能燥湿化痰、消痞散结；瓜蒌甘寒，功能清热化痰、利气宽胸。三药相合，既泻火化痰，又消散痞结，治痰火互结之结胸证效佳
黄柏配苍术	黄柏苦寒，功能清热燥湿，作用偏于下焦；苍术辛、苦，性温，功能燥湿健脾，兼祛风湿。两药相合，既清热又燥湿，且走下焦，治湿热诸证，特别是下焦湿热证有效

考点4 ★★★ 药理作用

黄芩：本品有解热、抗菌、抗病毒、抗炎、促进细胞免疫、抗过敏、降血脂、护肝、利胆、利尿、镇静、降血压、抗凝血、抗血栓形成、抗氧化及抗肿瘤等作用。

黄连：本品有解热、抗菌、抗病毒、抗原虫、抗炎、抗过敏、增强免疫功能、抗肿瘤、抗心律失常和心肌缺血、降血压、抑制胃肠平滑肌、抗溃疡、利胆、降血糖、抑制血小板聚集及抑制中枢等作用。

历年常考点

1. 黄连除清热燥湿外，还能泻火解毒。

2. 黄连配伍木香除清热燥湿解毒外，还能理气止痛。

3. 葛根芩连丸中的黄连，除清胃肠之火而解毒外，又善除中焦湿热。

4. 黄芩、黄连、黄柏均具备的功效是：清热燥湿，泻火解毒。

5. 苦参除清热燥湿、利尿外，还能杀虫止痒。

第三节　清热凉血药

考点1★★★　生地黄、玄参、牡丹皮、赤芍

药名	相似功效	不同功效	要点
生地黄	清热凉血	养阴生津，润肠	
玄参	清热凉血	滋阴降火，解毒散结，润肠	
牡丹皮	清热凉血	活血散瘀，退虚热	治无汗骨蒸
赤芍	清热凉血	散瘀止痛，清肝火	

考点2★★　紫草、水牛角

药名	相似功效	不同功效	要点
紫草	凉血	活血，解毒透疹	
水牛角	清热凉血	泻火解毒，定惊	煎汤15～30g，大剂量60～120g

考点3★★★　药理作用

　　生地黄：本品有镇静、抗菌、抗炎、增强免疫功能、降血糖、抑制钠泵、利尿、降低耗氧量、抗凝、止血、降血压、抑制心脏、抗皮肤真菌等作用。

历年常考点

　　1.生地黄和玄参除了清热凉血，还能养阴。

　　2.用紫草治疗温病血热毒盛之斑疹紫黑，是因紫草除凉血活血外，还能解毒透疹。

3.既凉血活血，又退虚热的药物是：牡丹皮。

4.既凉血散瘀，又清肝火的药物是：赤芍。

5.水牛角的功效：清热凉血，泻火解毒，定惊。

6.既滋阴降火，又解毒散结的药物是：玄参。

第四节　清热解毒药

考点1★★★　金银花、连翘、蒲公英、大青叶、板蓝根、牛黄、鱼腥草、射干、白头翁、败酱草

药名	相似功效	不同功效	要点
金银花	清热解毒	疏散风热	
连翘	清热解毒	疏散风热，消肿散结，利尿	疮家圣药
蒲公英	清热解毒	消痈散结，利湿通淋	治乳痈之要药
大青叶	清热解毒	凉血消斑，利咽消肿	
板蓝根	清热解毒	凉血，利咽	
牛黄	清热解毒	息风止痉，化痰开窍	
鱼腥草	清热解毒	排脓消痈，利尿通淋	治肺痈之要药
射干	清热解毒	祛痰利咽，散结消肿	
白头翁	清热解毒	凉血止痢	热毒血痢之良药
败酱草	清热解毒	消痈排脓，祛瘀止痛	

考点 2 ★★　青黛、重楼、穿心莲、白鲜皮、半边莲、土茯苓、山豆根、马齿苋、大血藤、白花蛇舌草、野菊花、熊胆

药名	相似功效	不同功效	要点
青黛	清热解毒	凉血消斑，定惊	内服：1.5～3g，冲服
重楼	清热解毒	消肿止痛，息风定惊	
穿心莲	清热解毒	燥湿	
白鲜皮	清热解毒	祛风燥湿，止痒	
半边莲	清热解毒	利水消肿	
土茯苓	解毒	利湿，通利关节	治疗梅毒的要药
山豆根	清热解毒	消肿利咽	煎汤，3～6g
马齿苋	清热解毒	凉血止血，通淋	
大血藤	清热解毒	活血止痛，祛风通络	
白花蛇舌草	清热解毒	消痈，利湿	
野菊花	清热解毒	疏风平肝	
熊胆	清热解毒	明目，止痉	内服：入丸散，1.5～2.5g

考点 3 ★　紫花地丁、金荞麦、鸦胆子、垂盆草、秦皮、马勃、木蝴蝶、半枝莲

药名	相似功效	不同功效	要点
紫花地丁	清热解毒	凉血消肿	
金荞麦	清热解毒	祛痰排脓，散瘀止痛	

续表

药名	相似功效	不同功效	要点
鸦胆子	清热解毒	燥湿杀虫，止痢截疟，腐蚀赘疣	内服：每次 10～15 粒或 10～30 粒，或 0.5～2g，每日 3 次
垂盆草	清热解毒	利湿退黄	
秦皮	清热解毒	燥湿止带，清肝明目	
马勃	清肺，解毒	利咽，止血	
木蝴蝶	清热	利咽，疏肝和胃	
半枝莲	清热解毒	散瘀止血，利水消肿	

考点 4 ★★★　常用配伍

配伍	意义
牛黄配珍珠	牛黄苦凉，功能清热解毒、息风止痉、化痰开窍；珍珠咸寒，功能镇心定惊、清肝除翳、收敛生肌。两药相合，治咽喉肿烂、口舌生疮，有清热解毒生肌之效；治痰热神昏、中风痰迷，有清心凉肝、化痰开窍之功

考点 5 ★★★　药理作用

金银花：本品有抗菌、抗病毒、抗内毒素、抗炎、解热、降血脂、利胆、保肝、兴奋子宫、抗早孕、抗艾滋病毒、抗肿瘤等作用。

大青叶：本品有抗菌、抗病毒、抗炎、解热、促进免疫功能、抑制血小板聚集、扩张血管及抑制心肌收缩等作用。

牛黄：本品有抗病毒、抗炎、抗惊厥、镇静、镇痛、强心、抗实验性心律失常、降血压、解毒、调节胆汁排泄及保肝等作用。

鱼腥草：本品有抗菌、抗病毒、抗炎、利尿、增强免疫功能、抗肿瘤、镇咳平喘、镇静等作用。

历年常考点

1. 牛黄除清热解毒外，还能息风止痉，化痰开窍。

2. 善治热结痰盛之咽喉肿痛的药物是：射干。

3. 射干除清热利咽外，还能祛痰。

4. 木蝴蝶除清热利咽外，还能疏肝。

5. 板蓝根除清热利咽外，还能凉血。

6. 具有清热解毒，凉血止痢功效的药物是：白头翁。

7. 既能凉血消斑，又定惊的药物是：青黛。

8. 既能疏散风热，又利尿的药物是：连翘。

9. 马齿苋的功效：清热解毒，凉血止血，通淋。

10. 大血藤的功效：清热解毒，活血止痛，祛风通络。

11. 鱼腥草的功效：清热解毒，排脓消痈，利尿通淋。

12. 白鲜皮的功效：清热解毒，祛风燥湿，止痒。

13. 白头翁的功效：清热解毒，凉血止痢。

14. 野菊花除清热解毒外，还能疏风平肝。

15. 熊胆除清热解毒外，还能明目，止痉。

16. 秦皮除清热解毒外，还能燥湿止带，清肝明目。

17. 马勃的功效：清肺，解毒，利咽，止血。

18. 金荞麦和半枝莲均有的功效是：清热解毒，散瘀。

第五节　清虚热药

考点1★★★　青蒿、地骨皮

药名	相似功效	不同功效	要点
青蒿	退虚热	凉血，解暑，截疟	
地骨皮	退虚热	凉血，清肺降火，生津	治有汗骨蒸

考点2★★　白薇、胡黄连

药名	相似功效	不同功效	要点
白薇	退虚热	凉血清热，利尿通淋，解毒疗疮	治阴虚外感（配玉竹）
胡黄连	退虚热	除疳热，清湿热，解热毒	

考点3★　银柴胡

药名	相似功效	不同功效
银柴胡	退虚热	清疳热

考点 4 ★★★　常用配伍

配伍	意义
青蒿配白薇	青蒿苦寒辛香，功能退虚热、凉血热、透邪气；白薇苦咸而寒，功能退虚热、凉血热、透邪气、兼益阴。二者相合，既善退虚热、凉血热，又兼透散，既治阴虚发热、小儿疳热（兼表邪尤宜），又治营血分有热及阴分伏热等证
青蒿配鳖甲	青蒿苦寒辛香，功能退虚热、凉血热；鳖甲咸寒质重，功能滋阴、退热、潜阳。二者相合，既善清退虚热，又能滋阴凉血，治阴虚发热每用
地骨皮配桑白皮	地骨皮甘寒，功能清泄肺火，并兼益阴；桑白皮甘寒，清热泻肺平喘，并兼利尿。两药相合，既清肺火，又利尿，导邪从小便出，且润肺脏而不苦泄伤阴，故治肺热咳嗽每用
白薇配玉竹	白薇性寒，功能退热兼透散益阴；玉竹性平，功能滋阴生津而不甚滋腻。两药相合，既滋阴又透表，治阴虚外感

考点 5 ★★★　药理作用

青蒿：本品有抗菌、抗病毒、抗疟原虫、抗炎、调节免疫功能、解热、镇痛、抗肿瘤、祛痰、镇咳、平喘等作用。

历年常考点

1.青蒿的主治：阴虚发热，骨蒸潮热，虚热兼表。热病后期之夜热早凉，或低热不退。血热疹痒、吐血、衄血。疟疾寒热。暑热外感，暑热烦渴。

2.胡黄连的主治：骨蒸潮热。小儿疳热。湿热泻痢，黄疸。咽痛，疮肿，痔肿便血。

3.既能退虚热，又有利尿通淋的药物是：白薇。

4.银柴胡的功效：退虚热，清疳热。

第三章　泻下药

考点 ★　泻下药的使用注意

　　泻下作用峻猛的药物，易伤正气及脾胃，故久病体弱、脾胃虚弱者当慎用；妇女胎前产后及月经期应慎用或忌用；应用作用较强的泻下药时，当中病即止，慎勿过剂，以免损伤胃气。

第一节　攻下药

考点 1 ★★★　大黄、芒硝

药名	相似功效	不同功效
大黄	泻下攻积	清热泻火，解毒止血，活血祛瘀
芒硝	泻下	软坚，清热，回乳（外用）

考点 2 ★★　芦荟

药名	相似功效	不同功效
芦荟	泻下	清肝，杀虫

考点 3 ★　番泻叶

药名	相似功效	不同功效
番泻叶	泻热通便	消积健胃

考点 4 ★★★　常用配伍

配伍	意义
大黄配芒硝	大黄苦寒，功能泻下攻积、清热泻火、解毒；芒硝咸寒，功能泻下、软坚、清热。两药相合，既善泻下攻积，又善润软燥屎，还善清热泻火，治实热积滞、大便燥结、坚硬难下效佳
大黄配巴豆、干姜	大黄苦寒，功善泻热通便、攻积导滞；巴豆辛热，功善峻下冷积；干姜辛热，功善温中散寒。三药合用，巴豆得大黄，其泻下之力变缓和而持久；大黄得巴豆，其寒性可去；再加温中散寒之干姜，以助散寒之力，故善治寒积便秘

考点 5 ★★★　药理作用

大黄：本品有泻下、利尿、抗菌、抗病毒、抗炎、解热、调节免疫功能、抗肿瘤、降血脂、利胆、保肝、促进胰腺分泌、抑制胰酶活性、抗胃及十二指肠溃疡、止血、改善肾功能等作用。

芒硝：本品有泻下、抗菌、利胆等作用。

历年常考点

1. 大黄的主治：大便秘结，胃肠积滞，湿热泻痢初起。火热上攻之目赤、咽喉肿痛、口舌生疮、牙龈肿痛。热毒疮肿，水火烫伤。血热吐血、衄血、咯血、便血。瘀血经闭，产后瘀阻腹痛，癥瘕积聚，跌打损伤。湿热黄疸，淋证涩痛。

2. 能泻下软坚，善治燥屎坚硬难下的药物是：芒硝。

3. 芒硝的功效：泻下，软坚，清热，回乳

（外用）。

4.芦荟除泻下外，还能清肝、杀虫。

5.患者热结便秘，兼肝经实火，宜选用的药物是：芦荟。

第二节　润下药

考点1★★　火麻仁

药名	相似功效	不同功效	要点
火麻仁	润肠通便		治肠燥便秘之要药，兼体虚者尤宜

考点2★　郁李仁

药名	相似功效	不同功效	要点
郁李仁	润肠通便	利水消肿	既能通大便又能通小便

历年常考点

火麻仁除润肠通便外，还能补虚。

第三节　峻下逐水药

考点1★★★　甘遂、巴豆

药名	相似功效	不同功效	要点
甘遂	泻下逐水	消肿散结	
巴豆	泻下冷积	逐水退肿，祛痰利咽，蚀疮去腐	治寒积便秘

考点2 ★★　京大戟、红大戟、牵牛子、芫花

药名	相似功效	不同功效	要点
京大戟	泻水逐饮	消肿散结	大戟科植物大戟的干燥根
红大戟	泻水逐饮	消肿散结	茜草科植物红大戟的干燥块根
牵牛子	泻下，逐水	去积，杀虫	
芫花	泻水逐饮	祛痰止咳；外用：杀虫疗疮	

考点3 ★　千金子

药名	相似功效	不同功效
千金子	泻水逐饮	破血消癥

历年常考点

1. 性寒，既泻水逐饮，又消肿散结的药物是：甘遂。

2. 既峻下寒积，又逐水退肿的药物是：巴豆。

3. 巴豆的主治：寒积便秘，腹满胀痛，小儿痰食积滞。大腹水肿。寒实结胸，喉痹痰阻。痈肿脓成未溃，恶疮烂肉，疥癣。

4. 京大戟与红大戟的共有功效是：泻水逐饮，消肿散结。

5. 性寒，既泻下逐水，又去积杀虫的药物是：牵牛子。

6. 性温，既泻水逐饮，祛痰止咳，又杀虫疗疮的药物是：芫花。

第四章　祛风湿药

考点1★　祛风湿药的使用注意

本类药中的部分药物辛温香燥，易耗伤阴血，故阴亏血虚者应慎用。

考点2★★★　独活、威灵仙、防己、秦艽、徐长卿、木瓜、桑寄生、五加皮、蕲蛇

药名	相似功效	不同功效	要点
独活	祛风湿	止痛，解表	善治下半身风寒湿痹
威灵仙	祛风湿	通经络，消痰水，治骨鲠	治疗痛拘挛麻木之要药；治诸骨鲠喉
防己	祛风湿	止痛，利水	
秦艽	祛风湿	舒筋络，清虚热，利湿退黄	治痹证通用药
徐长卿	祛风	止痛，活血通络，止痒，解蛇毒	
木瓜	舒筋活络	化湿和中，生津开胃	善治痹证酸重拘挛、吐泻转筋
桑寄生	祛风湿	补肝肾，强筋骨，安胎	治肝肾亏虚之胎动的佳品
五加皮	祛风湿	补肝肾，强筋骨，利水	
蕲蛇	祛风通络	定惊止痉	

考点3 ★★　豨莶草、络石藤、桑枝、海风藤、川乌、雷公藤、香加皮、千年健

药名	相似功效	不同功效	要点
豨莶草	祛风湿	通经络，清热解毒，降血压	
络石藤	祛风通络	凉血消肿	
桑枝	祛风通络	利水	
海风藤	祛风湿	通经络	
川乌	祛风除湿	散寒止痛	内服：煎汤，1.5～3g
雷公藤	祛风除湿	活血通络，消肿止痛，杀虫解毒	内服：煎汤，10～25g；制粉或胶囊，每次0.5～1.5g
香加皮	祛风湿	强筋骨，利水消肿	内服：煎汤，3～6g
千年健	祛风湿	强筋骨	

考点4 ★　臭梧桐、青风藤、丝瓜络、伸筋草、鹿衔草、乌梢蛇、路路通、穿山龙

药名	相似功效	不同功效
臭梧桐	祛风湿	通经络，降血压
青风藤	祛风湿	通经络，利小便
丝瓜络	祛风通络	化痰解毒
伸筋草	祛风除湿	舒筋活络
鹿衔草	祛风湿	强筋骨，调经止血，补肺止咳
乌梢蛇	祛风通络	定惊止痉
路路通	祛风活络	利水，通经下乳，止痒
穿山龙	祛风除湿	活血通络，化痰止咳

考点 5 ★★★　常用配伍

配伍	意义
羌活配独活	羌活性温，功能散寒祛风、胜湿止痛、发表，善散肌表游风及寒湿，治上半身风寒湿痹；独活微温，功能祛风湿、止痛、发表，善散在里伏风及寒湿，治腰以下风寒湿痹。两药相合，走里达表，散风寒湿力强，治风湿痹痛无论上下均可
桑寄生配独活	独活性温，功能散风寒湿止痛；桑寄生性平，既能祛风湿，又能强筋骨。两药相合，既祛风寒湿，又能强腰膝，治风湿痹痛、腰膝酸软者可投
豨莶草配臭梧桐	豨莶草性寒，功能祛风湿、通经络、降血压；臭梧桐性凉，功能祛风、除湿、活络、降血压。两药相合，既祛风湿、通经络，治风湿痹痛筋脉拘麻；又降血压，治高血压。若为风湿痹痛肢麻又兼高血压者用之最宜

考点 6 ★★★　药理作用

防己：本品有抗炎、镇痛、解热、抗菌、抗过敏、免疫抑制、抑制血小板聚集、降血压、抑制心脏和抗心律失常、扩张冠状动脉、抗心肌缺氧、抗肿瘤、抗矽肺、抗过氧化及松弛横纹肌等作用。

秦艽：本品有抗炎、镇痛、镇静、解热、抗菌、抗过敏、降血压、升高血糖、利尿等作用。

五加皮：本品有抗炎、调节免疫功能、镇痛、镇静、抗疲劳、抗应激及降低血糖等作用。

历年常考点

1. 威灵仙的主治：风寒湿痹，肢体拘挛，瘫痪麻木。痰饮积聚，诸骨鲠喉。但本品性走窜，久服易伤正气，故体弱者慎服。

2. 防己的主治：风湿痹痛，尤以热痹为佳。水肿，腹水，脚气浮肿，小便不利。

3. 性寒，善治风湿热痹的药物是：防己。

4. 性温，善治肝肾不足之腰膝酸软的药物是：五加皮。

5. 性凉，善治风湿顽痹，腰带疮及麻风的药物是：雷公藤。

6. 久居湿热环境，患风湿热痹，脚气浮肿，宜选用：防己。

7. 某患风湿痹痛 5 年，近日被毒蛇咬伤，宜选用：徐长卿。

8. 木瓜的主治：风湿痹痛，筋脉拘挛，脚气肿痛。湿浊中阻所致吐泻转筋。消化不良证。

9. 桑寄生的功效：祛风湿，补肝肾，强筋骨，安胎。

10. 患者素体虚弱，妊娠后突发胎漏，胎动不安，腰膝酸软，证属肝肾亏虚、冲任不固，宜选用的药物是：桑寄生。

11. 患者风湿痹痛 10 年，去年突患中风，出现半身不遂、口眼㖞斜，中医治疗处方中重用蕲蛇，因蕲蛇除祛风通络外，又能定惊止痉。

12.既祛风湿，又消热解毒的药物是：豨莶草。

13.祛风通络，凉血消肿的药物是：络石藤。

14.祛风通络，定惊止痉的药物是：蕲蛇。

15.性平，既祛风通络，又利水的药物是：桑枝。

16.性微寒，既祛风湿，又利湿退黄的药物是：秦艽。

17.性温，既祛风除湿，又舒筋活络的药物是：伸筋草。

18.既治风寒湿痹，又治寒湿头痛的药物是：川乌。

19.雷公藤的使用注意：本品有剧毒，故内服宜慎，孕妇忌服，患有心、肝、肾器质性病变或白细胞减少症者慎服。外敷不可超过半小时，否则起疱。带皮者毒剧，用时宜去皮。

20.千年健的功效：祛风湿，强筋骨。

21.青风藤除祛风湿、通经络外，还能利小便。

22.臭梧桐除祛风湿、通经络外，还能降血压。

23.豨莶草除祛风湿、通经络外，还能清热解毒，降血压。

第五章　芳香化湿药

考点1★　芳香化湿药的使用注意

　　本类药多辛香温燥，易耗气伤阴，故阴虚血燥、气虚者慎用；又因其气味芳香，大多含挥发油，故入汤剂不宜久煎，以免降低疗效。

考点2★★★　苍术、厚朴、广藿香、砂仁

药名	相似功效	不同功效	要点
苍术	燥湿	健脾，祛风湿，发汗，明目	治湿阻中焦之要药
厚朴	燥湿	行气，消积，平喘	为消除胀满之要药
广藿香	化湿	止呕，发表解暑	
砂仁	化湿	行气，温中止泻，安胎	打碎后下

考点3★★　白豆蔻、佩兰

药名	相似功效	不同功效	要点
白豆蔻	化湿	行气，温中止呕	打碎后下
佩兰	化湿	解暑	

考点 4 ★　草豆蔻、草果

药名	相似功效	不同功效	要点
草豆蔻	燥湿	行气，温中止呕	打碎后下
草果	燥湿	温中，除痰截疟	

考点 5 ★★★　常用配伍

配伍	意义
苍术配厚朴、陈皮	苍术性温，功能燥湿健脾；厚朴性温，功能燥湿、行气、消积；陈皮性温，功能燥湿化痰、行气调中。三药相合，温燥除湿力强，且善行气，故寒湿中阻、脾胃气滞者尤宜
厚朴配枳实	厚朴性温，功能燥湿、行气、消积；枳实微寒，功能破气消积、化痰除痞。两药相合，燥湿、消积、行气之力均强，主治湿浊中阻，或食积停滞或脾胃气滞所致脘腹胀满，以及痰浊阻肺之喘咳、胸满
广藿香配佩兰	广藿香微温，功能化湿和中、解暑、止呕，且兼发表；佩兰性平，功能化湿解暑。两药相合，尤善化湿和中、解暑、发表。凡湿浊中阻，无论兼寒兼热，也无论有无表证，均可投用
砂仁配木香	砂仁性温，功能化湿行气温中；木香性温，功能理气调中止痛。两药相合，化湿、理气、调中止痛力胜，凡湿滞、食积，或夹寒所致脘腹胀痛即可投用。兼脾虚者，又当配伍健脾之品

考点 6 ★★★　药理作用

厚朴：本品有抗溃疡、调节胃肠运动、保肝、抗菌、中枢抑制、肌肉松弛、降血压、抑制血小板聚集、抗肿瘤等作用。

广藿香：本品有促进胃液分泌、助消化、抗菌、抗螺旋体及抗病毒作用。

历年常考点

1. 既能燥湿健脾，又能祛风湿的药物是：苍术。

2. 苍术除能燥湿外，还能健脾，发汗，明目。

3. 厚朴除能燥湿外，还能行气，消积，平喘。

4. 砂仁的功效：化湿行气，温中止泻，安胎。

5. 佩兰的功效：化湿，解暑。

6. 广藿香的功效：化湿，止呕，发表解暑。

7. 白豆蔻除温中止呕外，还能化湿行气。

8. 草豆蔻除温中止呕外，还能燥湿行气。

9. 草果的功效：燥湿温中，除痰截疟。

第六章 利水渗湿药

考点1★ 利水渗湿药的使用注意

本类药易耗伤津液，阴虚津伤者宜慎用。

考点2★★★ 茯苓、薏苡仁、泽泻、车前子、滑石、木通、金钱草、茵陈

药名	相似功效	不同功效	要点
茯苓	利水渗湿	健脾，安神	寒热虚实水肿均可
薏苡仁	利水渗湿	健脾止泻，除痹，清热排脓	
泽泻	利水渗湿	泄热	治下焦湿热及水肿兼热
车前子	利水通淋	渗湿止泻，明目，清肺化痰	
滑石	利尿通淋	清解暑热；外用：清热，收湿敛疮	包煎
木通	利水通淋	泄热，通经下乳	治湿热淋痛与水肿之要药
金钱草	利水通淋	除湿退黄，解毒消肿	治石淋之要药
茵陈	清热利湿	退黄	治湿热黄疸之要药

考点3 ★★　猪苓、通草、萆薢、石韦、海金沙、瞿麦、萹蓄

药名	相似功效	不同功效	要点
猪苓	利水渗湿		水湿内停之要药
通草	利水清热	通气下乳	
萆薢	利湿浊	祛风湿	治疗膏淋之要药
石韦	利尿通淋	凉血止血，清肺止咳	
海金沙	利尿通淋	止痛	治淋证涩痛；包煎
瞿麦	利尿通淋	破血通经	
萹蓄	利尿通淋	杀虫止痒	

考点4 ★　地肤子、灯心草、冬葵子、广金钱草、连钱草

药名	相似功效	不同功效	要点
地肤子	利尿通淋	祛风止痒	热淋及疮疹湿痒之要药
灯心草	利尿通淋	清心除烦	内服：煎汤，1～3g
冬葵子	利水通淋	下乳，润肠通便	
广金钱草	清热除湿	利尿通淋，退黄	
连钱草	利湿通淋	清热解毒，散瘀消肿	

考点5 ★★★　常用配伍

配伍	意义
茯苓配猪苓	茯苓甘淡，性平，功能利水渗湿、健脾；猪苓甘淡，性平，功专利水渗湿。两药合用，利水渗湿力强，善治水湿内盛或兼脾虚者
滑石配生甘草	滑石甘淡，性寒，功能清暑利尿；生甘草甘平偏凉，功能清热解毒、益气和中。两药合用，既清解暑热，又利水而不伤津，主治暑湿身热烦渴

考点6 ★★★　药理作用

茯苓：本品有利尿、增强机体免疫功能、调节胃肠功能、保肝、镇静、抗肿瘤、抗菌等作用。

泽泻：本品有利尿、降血脂、抗动脉粥样硬化、抗脂肪肝、减肥、抗血小板聚集、抗血栓、抗炎等作用。

车前子：本品有保肝、降胆固醇、祛痰、镇咳、预防肾结石形成、缓泻、抗炎等作用。

茵陈：本品有利尿、利胆、保肝、降血脂、抗菌、抗病毒、抗钩端螺旋体、杀蛔虫、解热、抗炎、抗肿瘤等作用。

历年常考点

1. 治水肿伴心悸失眠，宜选的药物是：茯苓。

2. 泽泻的功效：利水渗湿，泄热。本品肾虚精滑无湿热者禁服。

3. 既能内服利尿通淋，还能外用清热收湿敛疮的药物是：滑石。

4. 车前子的功效：利水通淋，渗湿止泻，明目，清肺化痰。

5. 木通的功效：利水通淋，泄热，通经下乳。

6. 善治石淋与肝胆结石的药物是：金钱草。

7. 金钱草除利水通淋外，还能除湿退黄，解毒消肿。

8. 石韦除利尿通淋外，还能凉血止血，清肺止咳。

9. 某患风湿痹痛10年，近日又患膏淋，尿如米泔，宜选用：萆薢。

10. 瞿麦除利尿通淋外，还能破血通经。

11. 灯心草除利尿通淋外，还能清心除烦。

12. 性寒，既利尿通淋，又祛风止痒的药物是：地肤子。

13. 性凉，既利尿通淋，又清热除湿、退黄的药物是：广金钱草。

14. 冬葵子除润肠通便外，还能下乳。

第七章　温里药

考点1★　温里药的使用注意

本类药多辛热燥烈，易助火、伤津，故热证、阴虚证及孕妇忌用或慎用。

考点2★★★　附子、干姜、肉桂、吴茱萸

药名	相似功效	不同功效	要点
附子	散寒止痛	回阳救逆，补火助阳	回阳救逆之要药
干姜	温中	回阳，温肺化饮	温中散寒之要药
肉桂	散寒止痛	补火助阳，引火归原，温通经脉	下元虚冷、虚阳上浮之要药；煎汤，2～5g，后下；研末，每次1～2g
吴茱萸	散寒止痛	疏肝下气，燥湿止泻	治寒郁肝脉诸痛之佳品；煎汤，2～5g

考点3★★　花椒、丁香、小茴香

药名	相似功效	不同功效	要点
花椒	温中止痛	杀虫止痒	
丁香	温中	降逆，温肾助阳	畏郁金
小茴香	散寒止痛	理气和胃	

考点4 ★ 高良姜、荜茇

药名	相似功效	不同功效	要点
高良姜	散寒止痛	温中止呕	治中寒腹痛吐泻之要药
荜茇	温中散寒	行气止痛	

考点5 ★★★ 常用配伍

配伍	意义
附子配干姜	附子辛热，功善回阳救逆、温助脾阳；干姜辛热，重在温中，兼能回阳。两药相合，回阳救逆及温中之力大增，治亡阳证及中焦寒证效佳
附子配细辛、麻黄	附子辛热，善补阳散寒；麻黄辛温，善开腠里而发汗散寒；细辛辛温气烈，善祛少阴经风寒。三药相合，善补阳发表散寒，治阳虚外感风寒功著
肉桂配附子	肉桂辛甘而热，功能补火助阳、散寒通脉；附子辛热，功能补火助阳、散寒止痛。两药相合，补火助阳、散寒止痛力强，治肾阳虚衰、脾肾阳衰及里寒重症可用
丁香配柿蒂	丁香辛温，功能温中散寒降逆；柿蒂苦平，功能降气止呃。两药相合，既温中散寒，又降气止呃，治虚寒呕吐、呃逆效著

考点6 ★★★ 药理作用

附子：本品有强心、抗心律失常、扩张血管、调节血压、提高耐缺氧能力、抗心肌缺血、抗休克、抗寒冷、促进下丘脑－垂体－肾上腺轴功能、增强免疫功能、抗炎、镇静、镇痛及局麻等作用。

干姜：本品有扩张血管、强心、升血压、抗缺氧、增强肠道运动、促进消化、抗溃疡、保护胃黏膜、利胆、止吐、镇痛、镇静、解热、抗炎、提高免疫功能、抑制血小板聚集、抗血栓形成、抗过敏、抗菌及镇咳祛痰等作用。

肉桂：本品有强心、扩张血管、抗血栓形成、抗缺氧、抗氧化、改善性功能、保护肾上腺皮质功能、抗溃疡、利胆、镇痛、镇静、解热、抗炎、抑菌等作用。

历年常考点

1. 附子的性能特点：本品辛热纯阳，峻烈有毒，入心、肾、脾经，药力颇强。上助心阳、中补脾阳、下壮肾阳，为补火助阳、回阳救逆之要药，治亡阳及阳虚诸证每用，又辛热走散，为散阴寒、除风湿、止疼痛之猛药，治寒湿诸痛常投。

2. 附子的功效：回阳救逆，补火助阳，散寒止痛。

3. 干姜的功效：温中，回阳，温肺化饮。

4. 附子与干姜配伍后除温助脾阳外，又善回阳救逆。

5. 纯阳温散，长于引火归原的药物是：肉桂。

6. 吴茱萸的功效：散寒止痛，疏肝下气，燥湿止泻。

7. 丁香除温肾助阳外，还能温中降逆。

8. 花椒除温中止痛外，还能杀虫止痒。

第八章　理气药

考点1★　理气药的使用注意

本类药多辛香燥散，易耗气伤阴，故气虚、阴亏者慎用。

考点2★★★　陈皮、枳实、木香、香附、沉香、川楝子、薤白

药名	相似功效	不同功效	要点
陈皮	理气调中	燥湿化痰	
枳实	破气消积	化痰除痞	治胃肠积滞及痰滞胸痹之要药
木香	行气止痛	健脾消食	行气调中止痛之要药
香附	疏肝理气	调经止痛	气病之总司，女科之主帅
沉香	行气止痛	温中止呕，温肾纳气	煎汤，1～5g，后下；研末，每次0.5～1.5g
川楝子	行气止痛	杀虫，疗癣	
薤白	行气导滞	通阳散结	治胸痹之要药

考点 3 ★★　化橘红、青皮、佛手、乌药、荔枝核、甘松

药名	相似功效	不同功效
化橘红	理气宽中	燥湿化痰，消食
青皮	疏肝破气	消积化滞
佛手	疏肝理气	和中，化痰
乌药	行气止痛	温肾散寒
荔枝核	行气散结	祛寒止痛
甘松	行气止痛	开郁醒脾

考点 4 ★　橘红、枳壳、柿蒂、青木香、香橼、玫瑰花、梅花

药名	相似功效	不同功效	要点
橘红	行气宽中	燥湿化痰，发表散寒	
枳壳	理气宽中	行滞消胀	
柿蒂	降气	止呃	
青木香	行气止痛	解毒消肿	煎汤，3～10g；散剂，1～2g
香橼	疏肝理气	和中化痰	
玫瑰花	行气	解郁，活血止痛	
梅花	疏肝	解郁，和中，化痰	

考点 5 ★★★　常用配伍

配伍	意义
陈皮配半夏	陈皮辛、苦、温，功能理气健脾、燥湿化痰；半夏辛温，功能燥湿化痰。两药相合，燥湿化痰力强，凡痰湿阻中、停肺均可择用

续表

配伍	意义
枳实配白术	枳实苦、辛，微寒，善破气除痞、化痰消积；白术苦甘而温，善补气健脾、燥湿利水。两药相合，既补气健脾，又行气消积祛湿，治脾虚气滞夹积夹湿有功
香附配高良姜	高良姜辛热，功善散寒止痛、温中止呕；香附辛平，功善疏肝理气止痛。两药相合，既温中散寒，又疏肝理气，且善止痛，治寒凝气滞、肝气犯胃之胃脘胀痛效佳
川楝子配延胡索	川楝子性寒，能理气止痛；延胡索性温，能活血行气止痛。两药相合，行气活血止痛力强，善治血瘀气滞诸痛
薤白配瓜蒌	薤白辛苦而温，善通阳散结、下气导滞；瓜蒌甘微苦而寒，善清热化痰、宽胸散结，兼润肠通便。两药相合，既化痰散结，又宽胸通阳，故治痰浊闭阻、胸阳不振之胸痹证
乌药配益智仁、山药	乌药性温，功能温肾散膀胱冷气；益智仁性温，功能暖肾固精缩尿；山药性平，功能补气养阴，兼收涩。三药相合，补肾缩尿力强，又不甚燥热，治肾虚遗尿尿频

考点6 ★★★　药理作用

陈皮：本品有抑制胃肠道平滑肌、促进胃液分泌、抗胃溃疡、保肝、利胆、祛痰、平喘、抗炎、抗菌、抗病毒、升高血压等作用。

枳实：本品有调节胃肠蠕动、抗胃溃疡、抗炎、利胆、镇静、镇痛、抗过敏、升高血压、强心、增加心脑肾血流量、降低血管阻力、利尿及兴奋子宫等作用。

木香： 本品有调整胃肠运动、促进消化液分泌、抗消化性溃疡、促进胆囊收缩、松弛支气管平滑肌、镇痛、抗菌、降血压、抗血小板聚集等作用。

香附： 本品能抑制子宫、胃肠及气管平滑肌，并有促进胆汁分泌、解热、镇痛、抗炎、降血压、强心及抑菌等作用。

历年常考点

1. 能疏肝破气，消积化滞的药物是：青皮。

2. 能燥湿化痰，理气调中的药物是：陈皮。

3. 木香的药理作用：调整胃肠运动、促进消化液分泌、抗消化性溃疡、促进胆囊收缩、松弛支气管平滑肌、镇痛、抗菌、降血压、抗血小板聚集等。

4. 患者脾胃气滞、脘腹胀痛，兼食少便溏，治当行气止痛，健脾消食，宜选用的药物是：木香。

5. 患者因思虑伤脾导致胸闷、脘腹胀痛，不思饮食，治当行气止痛，开郁醒脾，宜选用的药物是：甘松。

6. 疏肝理气，和中化痰的药物是：香橼。

7. 行气止痛，温中止呕，温肾纳气的药物是：沉香。

8. 某久患喘息，症见动则喘息加重，畏寒足冷，证属下元虚冷，肾不纳气，治当温肾纳气，宜选用的药物是：沉香。

9.既疏肝理气，又和中、化痰的药物是：佛手。

10.患者咳痰一周，症见痰多色白，胸闷胁痛，证属痰浊阻肺、肝郁气滞，治当化痰，疏肝理气，宜选用的药物是：佛手。

11.川楝子的主治：肝气郁滞或肝胃不和之胸胁、脘腹胀痛，疝气痛。虫积腹痛。头癣。

12.薤白的主治：痰浊闭阻胸阳之胸痹证。胃肠气滞，泻痢里急后重。

13.既行气导滞，又通阳散结的药物是：薤白。

14.既破气消积，又化痰除痞的药物是：枳实。

15.荔枝核除行气散结外，还能祛寒止痛。

16.能杀虫疗癣的药物是：川楝子。

17.善调经止痛的药物是：香附。

18.能燥湿化痰、消食的药物是：化橘红。

第九章　消食药

考点1★　消食药的使用注意

　　部分消食药有耗气之弊，故气虚及无食积、痰滞者宜慎用。

考点2★★★　山楂、麦芽、莱菔子、鸡内金

药名	相似功效	不同功效	要点
山楂	消食化积	活血散瘀	治油腻肉积
麦芽	消食和中	回乳，疏肝	治米面薯芋积滞证；煎汤，10～15g，大剂量30～120g，回乳可用至60g
莱菔子	消食除胀	降气化痰	治食积胀满
鸡内金	运脾消食	固精止遗，化坚消石	消食运脾之要药

考点3★★　神曲

药名	相似功效	不同功效	要点
神曲	消食和胃		善治食积兼表证

考点4★　稻芽

药名	相似功效	不同功效
稻芽	消食和中	健脾开胃

考点5 ★★★　常用配伍

配伍	意义
山楂配神曲、麦芽	山楂性微温，善消油腻肉积；神曲性温，既消米面食积，又和胃；麦芽性平，既消米面食积，又健胃。三药相合，既消各种食积，又健胃和中，但见食积不化或消化不良即可酌投。三药常炒焦用，习称焦三仙
莱菔子配紫苏子、芥子	莱菔子性平，功能消食除胀、降气化痰；紫苏子性温，功能止咳平喘、降气消痰、润肠通便；芥子性温，功能温肺化痰、利气散结。三药相合，既温肺化痰，又降气止咳平喘，且消食除胀通便，治寒痰喘咳有效，兼食积便秘者尤佳

考点6 ★★★　药理作用

山楂：本品有助消化、降血脂、抗动脉粥样硬化、抗心绞痛、强心、降血压、抗心律失常、增加冠脉血流量、扩张血管、收缩子宫、抗菌、调节体液与细胞免疫功能、抗癌等作用。

莱菔子：本品有助消化、镇咳、祛痰、抗菌、降血压及抗炎等作用。

历年常考点

1.山楂的药理作用：助消化、降血脂、抗动脉粥样硬化、抗心绞痛、强心、降血压、抗心律失常、增加冠脉血流量、扩张血管、收缩子宫、抗菌、调节体液与细胞免疫功能、抗癌等。

2.麦芽的功效：消食和中，回乳，疏肝。本品妇女授乳期不宜服用。

3. 莱菔子的主治：食积气滞之脘腹胀满。痰涎壅盛之气喘咳嗽。

4. 能运脾消食，固精止遗，化坚消石的药物是：鸡内金。

第十章 驱虫药

考点1★ 驱虫药的使用注意

本类药一般应在空腹时服，以使药物充分作用于虫体，而保证疗效；部分药物有毒，使用时应注意剂量，以免中毒；在发热或腹痛较剧时，宜先清热或止痛，待缓解后再使用驱虫药；孕妇及老弱患者应慎用。

考点2★★★ 使君子、苦楝皮、槟榔、贯众

药名	相似功效	不同功效	要点
使君子	杀虫消积		治小儿疳积的要药。小儿每岁每天1～1.5粒，每日总量不超过20粒
苦楝皮	杀虫	疗癣	
槟榔	杀虫，消积	行气，利水，截疟	单用驱杀绦虫、姜片虫，须用30～60g
贯众	杀虫	清热解毒，止血	煎汤，5～10g，有小毒

考点 3 ★★　　雷丸、南瓜子、鹤草芽、榧子

药名	相似功效	不同功效	要点
雷丸	杀虫，消积		不宜入煎剂
南瓜子	杀虫		
鹤草芽	杀虫		
榧子	杀虫，消积	润肠通便，润肺止咳	

考点 4 ★★★　　常用配伍

配伍	意义
槟榔配常山	槟榔性温无毒，功能杀虫、行气利水、缓通大便；常山性寒有毒，功能涌吐祛痰截疟。两药相合，寒热并施，相反相成，既有较强的祛痰截疟之功，又可减少常山涌吐之副作用，故善治疟疾久发不止

历年常考点

1. 小儿内服使君子，每日的最大用量是 20 粒。

2. 能杀虫、疗癣的药物是：苦楝皮。

3. 能杀虫，消积、行气、利水、截疟的药物是：苦楝皮。

4. 槟榔的主治：绦虫病、姜片虫病、蛔虫病、蛲虫病、钩虫病等。食积气滞之腹胀、便秘，泻痢里急后重。水肿，脚气浮肿。疟疾。

5. 能杀虫、清热解毒、止血的药物是：贯众。

6. 贯众的主治：钩虫病、绦虫病、蛲虫病。

风热感冒，温毒斑疹，痄腮。预防麻疹、流感、流脑。血热衄血、吐血、便血、崩漏。

　　7.味苦性寒，杀虫、消积，不宜入煎剂，宜研粉服的药物是：雷丸。

第十一章　止血药

考点1★　　止血药的使用注意

在使用凉血止血和收敛止血药时，必须注意有无瘀血，若有瘀血未尽，应酌加活血化瘀药，不能单纯止血，以免留瘀。

考点2★★★　大蓟、小蓟、地榆、白茅根、白及、三七、茜草、蒲黄、艾叶

药名	相似功效	不同功效	要点
大蓟	凉血止血	散瘀消痈	治血热出血之要药
小蓟	凉血止血	散瘀消痈	善治尿血和血淋
地榆	凉血止血	解毒敛疮	
白茅根	凉血止血	清热生津，利尿通淋	治血热妄行之要药
白及	收敛止血	消肿生肌	
三七	化瘀止血	活血定痛	
茜草	凉血，止血	祛瘀，通经	
蒲黄	收敛止血	活血祛瘀，利尿通淋	善治出血及瘀血诸痛
艾叶	温经止血	散寒止痛	治虚寒性出血之要药

考点3 ★★　槐花、侧柏叶、苎麻根、仙鹤草、炮姜

药名	相似功效	不同功效	要点
槐花	凉血止血	清肝泻火	治血热出血之要药
侧柏叶	凉血止血	祛痰止咳，生发乌发	治内外伤出血之要药
苎麻根	凉血止血	清热安胎，利尿，解毒	
仙鹤草	收敛止血	止痢，截疟，解毒，杀虫，补虚	
炮姜	温经止血	温中止痛	治虚寒出血之要药

考点4 ★　棕榈炭、紫珠叶、藕节、景天三七、血余炭、鸡冠花

药名	相似功效	不同功效
棕榈炭	收敛止血	
紫珠叶	收敛凉血止血	散瘀解毒消肿
藕节	收敛止血	
景天三七	化瘀止血	宁心安神，解毒
血余炭	收敛止血	化瘀，利尿
鸡冠花	收敛止血	凉血，止带，止痢

考点5 ★★★　常用配伍

配伍	意义
大蓟配小蓟	均性凉而凉血止血、散瘀解毒消痈，同用则药力更强，治血热出血诸证及热毒疮肿

续表

配伍	意义
地榆配槐角	地榆微寒，善清下焦血分之热而凉血止血；槐角微寒，善清大肠之火而凉血止血。两药相合，可治血热出血诸证，尤宜痔疮出血及便血
白及配三七	白及微寒黏涩，功善收敛止血、消肿生肌；三七性温，功善化瘀止血、消肿定痛，且不伤正。两药相合，行止并施，止血力增强而不留瘀，可治各种出血，内服外用皆宜
白及配海螵蛸	白及微寒黏涩，功能收敛止血、生肌；海螵蛸微温燥涩，功能收敛止血、制酸止痛、敛疮。两药相合，功能收敛止血、生肌敛疮，治胃、十二指肠溃疡之吐血、便血效佳
蒲黄配五灵脂	蒲黄性平，生用活血化瘀而止血，炒用收涩止血略兼化瘀；五灵脂性温，生用活血止痛，炒用功偏化瘀止血。两药相合，无论生用、炒用均能活血止痛、化瘀止血，善治血瘀胸胁心腹诸痛及血瘀出血
艾叶配阿胶	艾叶性温，功善散寒暖宫、温经止血，并能调经安胎；阿胶性平，功能养血止血。两药相合，既养血止血，又散寒暖宫调经，治崩漏下血属血虚有寒之证

考点6 ★★★　药理作用

三七：本品有止血、抗血栓、扩张血管、降血压、抗心肌缺血、抗脑缺血、抗心律失常、抗炎、镇痛、镇静、增强肾上腺皮质功能、调节糖代谢、保肝、抗衰老、抗辐射、抗菌及抗肿瘤等作用。

蒲黄：本品有促进血凝、止血、抗血小板聚集、扩张血管、降血压、抗心肌缺血、抗动脉粥样硬化、改善微循环、兴奋子宫、抗炎及镇痛等作用。

历年常考点

1. 大蓟、小蓟共同的功效：凉血止血，散瘀消痈。

2. 小蓟的主治：血热尿血、血淋、咳血、衄血、吐血、崩漏，外伤出血。热毒痈肿。

3. 地榆的功效：凉血止血，解毒敛疮。

4. 白茅根除利尿通淋外，还能凉血止血，清热生津。

5. 三七的功效：化瘀止血，活血定痛。

6. 茜草的功效：凉血，祛瘀，止血，通经。

7. 蒲黄的功效：活血祛瘀，收敛止血，利尿通淋。

8. 蒲黄的药理作用：促进血凝、止血、抗血小板聚集、扩张血管、降血压、抗心肌缺血、抗动脉粥样硬化、改善微循环、兴奋子宫、抗炎及镇痛等。

9. 艾叶除温经止血外，还能散寒止痛。

10. 槐花除凉血止血外，还能清肝泻火。

11. 既凉血止血，又祛痰止咳的药物是：侧柏叶。

12. 苎麻根除凉血止血外，还能清热安胎，利尿，解毒。

13.患者素体强壮，喜食辛辣，妊娠后突发胎动不安，胎漏下血，证属怀胎蕴热，邪热扰胎动血，宜选用的药是：苎麻根。

14.炮姜的功效：温经止血，温中止痛。

15.炮姜的主治：虚寒性吐血、便血、崩漏等证。脾胃虚寒腹痛、吐泻等。

16.鸡冠花的功效：收敛止血，凉血，止带，止痢。

第十二章 活血祛瘀药

考点1★ 活血祛瘀药的使用注意

本类药大多能耗血动血、破血通经，其中部分药还有堕胎、消癥作用，故妇女月经量多、血虚经闭无瘀及出血无瘀者忌用，孕妇慎用或禁用。

考点2★★★ 川芎、延胡索、郁金、莪术、丹参、虎杖、益母草、桃仁、红花、牛膝、水蛭

药名	相似功效	不同功效	要点
川芎	活血，止痛	行气，祛风	血中之气药；头痛不离川芎
延胡索	活血，止痛	行气	治血瘀气滞诸痛，兼寒者为佳
郁金	活血止痛	行气解郁，凉血清心，利胆退黄	活血行气凉血要药
莪术	破血行气	消积止痛	莪术和三棱功效相同
丹参	活血，止痛	祛瘀，通经，清心除烦，凉血消痈	一味丹参散，功同四物汤；反藜芦
虎杖	活血祛瘀	利湿退黄，清热解毒，化痰止咳，泻下通便	

续表

药名	相似功效	不同功效	要点
益母草	活血祛瘀	利尿消肿，清热解毒	
桃仁	活血祛瘀	润肠通便，止咳平喘	治血瘀诸证之要药
红花	活血通经	祛瘀止痛	
牛膝	活血通经	利尿通淋，引血下行，补肝肾，强筋骨	
水蛭	破血逐瘀	通经	煎汤，1～3g

考点3★★　乳香、没药、姜黄、三棱、鸡血藤、川牛膝、苏木、西红花、五灵脂、土鳖虫、血竭、刘寄奴

药名	相似功效	不同功效	要点
乳香	活血止痛	消肿生肌	外伤科要药
没药	活血止痛	消肿生肌	
姜黄	破血行气	通经止痛	善治肢臂疼痛
三棱	破血行气	消积止痛	
鸡血藤	活血补血	调经止痛，舒筋活络	补血兼行血
川牛膝	逐瘀通经	通利关节，利尿通淋，引血下行	
苏木	活血祛瘀	消肿止痛	
西红花	活血祛瘀	凉血解毒，解郁安神	煎汤，1～3g
五灵脂	活血止痛	化瘀止血，解蛇虫毒	人参畏五灵脂
土鳖虫	破血逐瘀	续筋接骨	有小毒

续表

药名	相似功效	不同功效	要点
血竭	活血定痛	化瘀止血，生肌敛疮	研末，1～2g
刘寄奴	破血通经	散寒止痛，消食化积	

考点4 ★　北刘寄奴、穿山甲、王不留行、月季花、干漆、自然铜

药名	相似功效	不同功效	要点
北刘寄奴	活血祛瘀	通经止痛，凉血止血，清热利湿	
穿山甲	活血消癥	通经下乳，消肿排脓	
王不留行	活血通经	下乳消肿，利尿通淋	
月季花	活血调经	疏肝解郁	
干漆	破血祛瘀	杀虫	煎汤，2～5g；入丸散，每次0.06～0.1g
自然铜	散瘀止痛	接骨疗伤	伤科要药；煎汤3～9g，打碎先煎；散剂，每次0.3g

考点5 ★★★　常用配伍

配伍	意义
川芎配柴胡、香附	川芎辛温，功能活血行气、止痛，且上行头巅，下达血海；柴胡苦、辛，微寒，功善疏肝解郁；香附辛平，功善疏肝理气、调经止痛。三药相合，既疏肝解郁，又理气活血，治肝郁气滞之胸闷胁痛、痛经及月经不调等证可投

续表

配伍	意义
郁金配石菖蒲	郁金辛苦而寒，功能解郁开窍、清心凉血；石菖蒲辛苦而温，功能开窍醒神、化湿豁痰。两药相合，既化湿豁痰，又清心开窍，治痰火或湿热蒙蔽清窍之神昏、癫狂、癫痫
郁金配白矾	郁金辛苦而寒，功能解郁清心而开窍；白矾性寒，清热消痰。两药相合，具有较强的祛除心经热痰之力，治痰热蒙蔽心窍之癫痫发狂及痰厥等证
莪术配三棱	二者均能破血行气、消积止痛，配伍同用后药力更著，凡血瘀及食积重症均可投用
红花配桃仁	红花辛散温通，功能活血祛瘀、通经止痛；桃仁甘润苦降，性平，功能活血祛瘀、润肠通便。两药相合，相得益彰，活血祛瘀力增强，凡瘀血证即可投用
牛膝配苍术、黄柏	牛膝性平，功能活血通经、利水通淋、引药下行；苍术苦温，功能燥湿健脾、祛风湿；黄柏苦寒，功能清热泻火燥湿，尤善除下焦湿热。三药相合，不但清热燥湿力强，而且善走下焦，故善治下焦湿热之足膝肿痛、痿软无力及湿疹、湿疮等

考点6 ★★★　药理作用

川芎：本品能抑制血管平滑肌收缩、扩张冠状动脉、增加冠脉血流量、降低外周血管阻力、改善微循环、抑制血小板聚集、抗血栓形成，并具有促进骨髓造血、镇静、解痉、调节免疫功能、抗放射及抗肿瘤等作用。

延胡索：本品有镇痛、镇静、催眠、抗惊厥、扩张冠状动脉、增加冠脉血流量、抗心肌缺血、抑制血小板聚集、抗血栓、抗心律失常及抗溃疡等作用。

莪术：本品有抑制血小板聚集、抗血栓形成、抗炎、保肝、增强免疫功能、抗癌、升高白细胞、抗早孕及抗菌等作用。

丹参：本品能扩张冠状动脉、增加血流量、抗心肌缺血、改善微循环、降低心肌耗氧量、改善心功能、增强心肌收缩力、降血压、降血脂、抗凝血、抗血栓、保肝、抗过敏、调节免疫功能、抗炎、镇静、抗菌等。

益母草：本品有显著的兴奋子宫作用，能使子宫收缩频率、幅度及紧张度增加，并具有增加冠脉流量、减慢心率、改善微循环、抗血小板聚集、抗血栓形成、增强细胞免疫功能、降血压、利尿及抑制真菌等作用。

桃仁：本品有兴奋子宫、抗凝血、抗血栓、抗炎、抗过敏、镇痛、镇咳及润肠缓泻等作用。

红花：本品有兴奋子宫、扩张血管、改善微循环、降低冠脉阻力、增加冠脉血流量、抗心肌缺血、抗凝血、抗血栓形成、降血脂及抗炎等作用。

历年常考点

1. 活血祛瘀药的适应证：瘀血内阻之经闭、

痛经、月经不调、产后瘀阻腹痛、癥瘕、胸胁脘腹痛、跌打损伤肿痛、瘀血肿痛、关节痹痛、痈肿疮疡、瘀血阻滞经脉所致的出血等。

2.川芎的主治：月经不调，痛经，经闭，难产，产后瘀阻腹痛。胸痹心痛，胁肋作痛，肢体麻木，跌打损伤，疮痈肿痛。头痛，风湿痹痛。

3.川芎的性能特点：辛温行散，入血走气，上行头颠，下走血海。善活血行气，祛风止痛。治血瘀气滞诸痛，兼寒者最宜，被前人誉为"血中之气药"。

4.延胡索的功效：活血，行气，止痛。

5.郁金的主治：胸腹胁肋胀痛或刺痛，月经不调，痛经，癥瘕痞块。热病神昏，癫痫发狂。血热吐血、衄血、尿血，妇女倒经。湿热黄疸，肝胆或泌尿系结石症。

6.证属痰热蒙蔽心窍，宜选用的药组是：白矾配郁金。

7.莪术除破血行气外，还能消积止痛。

8.丹参除活血祛瘀外，还能通经止痛，清心除烦，凉血消痈。

9.牛膝除活血通经外，还能利尿通淋，引血下行，补肝肾，强筋骨。

10.桃仁除活血祛瘀外，还能润肠通便，止咳平喘。

11.能利湿退黄，清热解毒，活血祛瘀，化痰止咳，泻下通便的药物是：虎杖。

12. 能引血下行，逐瘀通经，利尿通淋的药物是：川牛膝。

13. 能活血补血的药物是：鸡血藤。

14. 益母草的功效：活血祛瘀，利尿消肿，清热解毒。

15. 治产后瘀阻腹痛，伴小便不利，常选用牛膝，是因其能活血、利尿。

16. 水蛭的内服用量：煎汤，1～3g；研末，0.3～0.5g。

17. 能活血止痛、消肿生肌的药物是：没药。

18. 西红花内服用量：煎汤，1～3g。

19. 能破血逐瘀、通经的药物是：水蛭。

20. 能活血止痛，消肿生肌的药物是：乳香。

21. 能化瘀止血，解蛇虫毒的药物是：五灵脂。

22. 月季花除活血调经外，还能疏肝解郁。

23. 自然铜除散瘀止痛外，还能接骨疗伤。

第十三章　化痰止咳平喘药

考点 ★　化痰止咳平喘药的使用注意

　　温化寒痰药药性温燥，不宜用于热痰、燥痰；清化热痰药药性寒润，不宜用于寒痰、湿痰；刺激性较强的化痰药，不宜用于咳嗽兼有出血倾向者，以免加重出血；麻疹初起兼有表证之咳嗽，应以疏解清宣为主，不可单用止咳药，忌用温燥及具有收敛性的止咳药，以免影响麻疹透发；脾虚生痰者，应配健脾燥湿之品，以标本兼治。

第一节　化痰药

考点1★★★　半夏、天南星、芥子、桔梗、旋覆花、瓜蒌、川贝母、浙贝母、竹茹

药名	相似功效	不同功效	要点
半夏	燥湿化痰	降逆止呕，消痞散结	治湿痰、寒痰、呕吐之要药；反乌头
天南星	燥湿化痰	祛风止痉，散结消肿	善祛经络风痰

续表

药名	相似功效	不同功效	要点
芥子	温肺祛痰	利气散结，通络止痛	除皮里膜外之痰
桔梗	祛痰	宣肺，利咽，排脓	
旋覆花	消痰	行水，降气止呕	治肺胃气逆之要药；包煎
瓜蒌	清肺化痰	润燥，利气宽胸，消肿散结，润肠通便	反乌头
川贝母	清热化痰	润肺止咳，散结消痈	治肺热燥咳及虚劳咳嗽之要药；反乌头
浙贝母	清热化痰	散结消肿	反乌头
竹茹	清热化痰	除烦止呕，安胎	治胃热呕吐之要药

考点 2 ★★　白附子、竹沥、白前、前胡、昆布、海藻

药名	相似功效	不同功效	要点
白附子	燥湿化痰	祛风止痉，解毒散结	"禹白附"（独角莲）、"关白附"（黄花乌头）
竹沥	清热滑痰		治痰热咳喘、胶结难出之要药；冲服
白前	祛痰	降气，止咳	肺家要药
前胡	祛痰	降气，宣散风热	
昆布	消痰	软坚，利水消肿	
海藻	消痰	软坚，利水消肿	反甘草

考点 3 ★　天竺黄、黄药子、瓦楞子、海蛤壳、海浮石、礞石

药名	相似功效	不同功效	要点
天竺黄	清热化痰	清心定惊	治痰热惊痫与中风痰壅之要药
黄药子	化痰	软坚散结，清热解毒，凉血止血	治瘿瘤要药；有小毒
瓦楞子	消痰	化瘀，软坚散结，制酸止痛	
海蛤壳	清热化痰	软坚散结，利尿消肿，制酸止痛	
海浮石	清热化痰	软坚散结，通淋	治痰热咳喘之要药
礞石	消痰	下气，平肝镇惊	煎汤，10～15g，打碎布包，先下；入丸散，1.5～3g

第二节　止咳平喘药

考点 1 ★★★　苦杏仁、百部、紫苏子、桑白皮、葶苈子

药名	相似功效	不同功效	要点
苦杏仁	止咳平喘	润肠通便	有小毒，婴儿慎服
百部	润肺止咳	杀虫灭虱	新久咳嗽之要药
紫苏子	止咳平喘	降气化痰，润肠通便	
桑白皮	泻肺平喘	利水消肿	
葶苈子	泻肺平喘	利水消肿	

考点 2 ★★ 紫菀、款冬花、枇杷叶、马兜铃、白果、胖大海

药名	相似功效	不同功效	要点
紫菀	润肺，止咳	下气，化痰	
款冬花	润肺，止咳	下气，化痰	
枇杷叶	清肺止咳	降逆止呕	
马兜铃	止咳平喘	清肺化痰，清肠疗痔	
白果	敛肺平喘	止带缩尿	有小毒
胖大海	清宣肺气	清肠通便	

考点 3 ★ 洋金花

药名	相似功效	不同功效	要点
洋金花	平喘止咳	解痉，定痛	有毒

考点 4 ★★★ 常用配伍

配伍	意义
旋覆花配赭石	旋覆花苦降微温，功善降逆止呕、降气化痰；赭石质重性寒，功善镇潜平肝降逆。两药配伍，寒温并用，降肺胃之逆气力强，治气逆呕恶、喘息效佳

考点 5 ★★★ 药理作用

半夏：本品有镇咳、镇吐、调节胃肠功能、利胆、抗癌、抗早孕等作用。

桔梗：本品有祛痰、镇咳、抗炎、镇静、镇痛、解热、降血糖、降血脂等作用。

川贝母：本品有镇咳、祛痰、降血压、松弛肠肌、兴奋子宫及升高血糖等作用。

浙贝母：本品有镇咳、祛痰、平喘、降血压、镇静、镇痛、增强离体小肠的收缩和蠕动、兴奋子宫平滑肌等作用。

苦杏仁：本品有镇咳、平喘、缓泻、抗肿瘤、抑制胃蛋白酶活性等作用。

历年常考点

1. 化痰止咳平喘药的适应范围：外感或内伤所致的咳嗽、气喘、痰多，或痰饮喘息，或因痰所致的瘰疬瘿瘤、阴疽流注、癫痫惊厥等。

2. 半夏的功效：燥湿化痰，降逆止呕，消痞散结。

3. 既燥湿化痰，又祛风止痉的药物是：天南星。

4. 半夏和天南星除燥湿祛痰的功效外，还能散结。

5. 瓜蒌除润肠通便外，还能清肺化痰。

6. 白附子除燥湿化痰外，还能祛风止痉。

7. 善治寒痰咳喘，悬饮胁痛的药物是：芥子。

8. 性平，能宣肺祛痰的药物是：桔梗。

9. 性微寒，既降气祛痰，又宣散风热的药物是：前胡。

10. 性微温，专于降气祛痰止咳的药物是：白前。

11. 海藻与昆布的共有功效是消痰软坚，利水消肿。

12. 葶苈子的功效：泻肺平喘，利水消肿。

13. 旋覆花的功效：消痰行水，降气止呕。

14. 川贝母的药理作用：镇咳、祛痰、降血压、松弛肠道肌肉、兴奋子宫及升高血糖等。

15. 竹沥的功效：清热滑痰。

16. 白果的功效：敛肺平喘，止带缩尿。

17. 苦杏仁与紫苏子均有的功效是止咳平喘，润肠通便。

18. 紫苏子的功效：降气化痰，止咳平喘，润肠通便。

19. 葶苈子与桑白皮的共有功效是泻肺平喘、利水消肿。

20. 能润肺止咳的药有百部、紫菀。

21. 在治疗咳嗽痰喘的处方中，常将紫菀与款冬花相须为用，因二者除均能润肺下气外，又能化痰止咳。

22. 款冬花的功效：润肺下气，止咳化痰。

第十四章　安神药

考点 ★　安神药的使用注意

矿石类安神药易伤脾胃，不宜久服，或配伍健脾养胃药同用；用治失眠，应于临睡前服药。

第一节　重镇安神药

考点 1 ★★★　朱砂、磁石、龙骨

药名	相似功效	不同功效	要点
朱砂	镇心安神	清热解毒	治心火亢盛诸证之要药
磁石	镇惊安神	平肝潜阳，聪耳明目，纳气平喘	
龙骨	镇惊安神	平肝潜阳，收敛固涩，收湿敛疮	

考点 2 ★★　琥珀、珍珠

药名	相似功效	不同功效	要点
琥珀	安神定惊	活血散瘀，利尿通淋	冲服，不入煎剂
珍珠	安神定惊	明目除翳，解毒敛疮，润肤祛斑	研末冲，或入丸散，0.1～1g

第二节　养心安神药

考点1★★★　酸枣仁、远志

药名	相似功效	不同功效	要点
酸枣仁	养心安神	敛汗	治阴血亏虚之心神不安之要药
远志	安神益智	祛痰开窍，消散痈肿	

考点2★★　柏子仁、夜交藤

药名	相似功效	不同功效
柏子仁	养心安神	润肠通便，止汗
夜交藤	养心安神	祛风通络

考点3★　合欢皮

药名	相似功效	不同功效
合欢皮	安神	解郁，活血消肿

考点4★★★　常用配伍

配伍	意义
磁石配朱砂	磁石咸寒，功能潜阳安神；朱砂甘寒，功能镇心安神。两药相合，重镇安神力增，善治烦躁不安、心悸失眠等证

考点5★★★　药理作用

酸枣仁：本品有镇静、催眠、抗惊厥、镇痛、抗心律失常、改善心肌缺血、降血压、降血脂、促进淋巴细胞转化、抗血小板聚集等作用。

远志：本品有镇静、抗惊厥、祛痰、收缩已孕和未孕子宫、降血压、抗菌、溶血等作用。

历年常考点

1. 朱砂配磁石的功效是重镇安神。

2. 磁石的功效：镇惊安神，平肝潜阳，聪耳明目，纳气平喘。

3. 生用镇惊安神，煅用收湿敛疮的药物是：龙骨。

4. 珍珠的功效：安神定惊，明目除翳，解毒敛疮，润肤祛斑。

5. 远志的功效：安神益智，祛痰开窍，消散痈肿。

6. 既安神，又祛风的药物是：夜交藤。

7. 既安神，又润肠的药物是：柏子仁。

8. 既安神，又敛汗的药物是：酸枣仁。

第十五章　平肝息风药

考点 ★　平肝息风药的使用注意

药性寒凉之品，脾虚慢惊者忌用；药性温燥之品，阴虚血亏者慎用。

第一节　平抑肝阳药

考点1 ★★★　石决明、牡蛎、赭石

药名	相似功效	不同功效	要点
石决明	平肝潜阳	清肝明目	治肝阳上亢、肝热目疾之要药
牡蛎	平肝潜阳	镇惊安神，软坚散结，收敛固涩，制酸止痛	打碎先下
赭石	平肝潜阳	重镇降逆，凉血止血	打碎先下

考点2 ★★　珍珠母、蒺藜

药名	相似功效	不同功效	要点
珍珠母	平肝潜阳	清肝明目，安神定惊，收湿敛疮	打碎先下；收湿敛疮宜煅用
蒺藜	平肝，疏肝	祛风明目，散风止痒	

考点 3 ★　罗布麻叶

药名	相似功效	不同功效
罗布麻叶	平肝	清热，降血压，利水

第二节　息风止痉药

考点 1 ★★★　羚羊角、钩藤、天麻、全蝎、蜈蚣、地龙

药名	相似功效	不同功效	要点
羚羊角	平肝息风	清肝明目，凉血解毒	
钩藤	息风止痉	清热平肝	后下
天麻	息风止痉	平抑肝阳，祛风通络	治疗眩晕头痛之要药
全蝎	息风止痉	攻毒散结，通络止痛	煎汤，3～6g；研末，每次 0.6～1g
蜈蚣	息风止痉	攻毒散结，通络止痛	煎汤，3～5g；研末，每次 0.6～1g
地龙	息风	清热，平喘，通络，利尿	

考点 2 ★　僵蚕

药名	相似功效	不同功效
僵蚕	息风止痉	祛风止痛，化痰散结

考点3 ★★★　药理作用

羚羊角： 本品有镇静、抗惊厥、解热、降血压等作用。

钩藤： 本品有镇静，降血压，解除支气管、肠道及子宫平滑肌的痉挛，抑制血小板聚集等作用。

天麻： 本品有镇静、抗惊厥、降血压、抗心肌缺血、抗心律失常、抑制血小板聚集、镇痛、抗炎、增强大鼠学习记忆、增强细胞和体液免疫功能等作用。

地龙： 本品有镇静、抗惊厥、解热、平喘、降血压、延长血小板血栓和纤维蛋白血栓形成时间等作用。

历年常考点

1. 平肝息风药的适用范围：肝阳上亢之头晕目眩、肝风内动、癫痫抽搐、小儿惊风、破伤风等。

2. 石决明的功效：平肝潜阳，清肝明目。

3. 生用镇惊安神，煅用制酸止痛的药物是：牡蛎。

4. 赭石的主治：肝阳上亢之头晕目眩。嗳气，呃逆，呕吐，喘息。血热气逆之吐血、衄血、崩漏。

5. 赭石除平肝潜阳、重镇降逆外，还能凉血止血。

6. 既平肝清热，又降压利水的药物是：罗布麻叶。

7. 既平肝潜阳，又清肝明目的药物是：珍珠母。

8. 既平肝疏肝，又祛风明目的药物是：蒺藜。

9. 羚羊角的功效：平肝息风，清肝明目，凉血解毒。

10. 既息风止痉，又通络止痛的药物是：全蝎。

11. 全蝎的内服用量：煎汤，3～6g；研末，0.6～1g。

12. 能清热息风，平喘，通络，利尿的药物是：地龙。

第十六章　开窍药

考点1★　开窍药的使用注意

本类药只适用于神昏闭证，一般不用于神昏脱证；本类药为救急、治标之品，只宜暂用，不宜久服，以免耗泄元气；本类药大多辛香，易于挥发，故内服多入丸散，仅个别能入煎剂。

考点2★★★　麝香、冰片、石菖蒲

药名	相似功效	不同功效	要点
麝香	开窍醒神	活血通经，消肿止痛	开窍醒神之良药；入丸散，0.03～0.1g
冰片	开窍醒神	清热止痛	治神昏窍闭之要药；入丸散，0.15～0.3g
石菖蒲	开窍宁神	化湿和胃	

考点3★　苏合香、安息香

药名	相似功效	不同功效
苏合香	开窍	辟秽，止痛
安息香	开窍	辟秽，行气活血，止痛

考点 4 ★★★　药理作用

麝香：本品对中枢神经系统有兴奋与镇静的双重作用，能扩张冠状动脉、降低心肌耗氧、增强心脏收缩、抗炎、兴奋子宫、抗肿瘤、抗溃疡、抗菌，还有雄激素样作用等。

石菖蒲：本品有镇静、催眠、抗惊厥、增智、解痉、抗心律失常、解除胃肠平滑肌痉挛、促进消化液分泌、降血脂及抑制皮肤真菌等作用。

历年常考点

1. 麝香的成人一日内服量是：0.03～0.1g。

2. 冰片的成人一日内服量是：0.15g～0.3g。

3. 石菖蒲的主治：痰湿蒙蔽心窍之神昏，癫痫，耳聋，耳鸣。心气不足之心悸失眠、健忘恍惚。湿浊中阻之脘腹痞胀，噤口痢。

4. 既开窍，又止痛的药物是：苏合香。

5. 安息香的功效：开窍辟秽，行气活血，止痛。

第十七章　补虚药

考点 ★　补虚药的使用注意

　　本类药为虚证而设，凡身体健康而无虚证者，不宜应用；邪实而正气不虚者，不宜乱用补虚药，以防"闭门留寇"；补气药多甘壅滞气，湿盛中满者忌用；补阳药温燥而能伤阴助火，阴虚火旺者不宜应用；补血与补阴药，大多药性滋腻，易伤脾胃，湿阻中焦及脾虚便溏者慎用。

第一节　补气药

考点1 ★★★　人参、党参、黄芪、白术、山药、甘草

药名	相似功效	不同功效	要点
人参	大补元气，补脾益肺	生津止渴，安神益智	补气强身之要药；煎汤，3～9g，大补元气可用15～30g
党参	补中益气	生津养血	
黄芪	补气升阳	益卫固表，托毒生肌，利水消肿	

续表

药名	相似功效	不同功效	要点
白术	补气健脾	燥湿利水，止汗，安胎	
山药	益气养阴，补脾肺肾	固精止带	治肾虚不固之要药
甘草	益气补中	祛痰止咳，解毒，缓急止痛，缓和药性	反大戟、甘遂、芫花、海藻

考点2★★　西洋参、太子参、刺五加、大枣

药名	相似功效	不同功效
西洋参	补气养阴	清火生津
太子参	补气	生津
刺五加	补气健脾	益肾强腰，养心安神，活血通络
大枣	补中益气	养血安神，缓和药性

考点3★　白扁豆、蜂蜜、饴糖、红景天、绞股蓝

药名	相似功效	不同功效
白扁豆	健脾	化湿，消暑解毒
蜂蜜	补中缓急	润肺止咳，滑肠通便，解毒
饴糖	补脾益气	缓急止痛，润肺止咳
红景天	益气	平喘，活血通脉
绞股蓝	健脾益气	祛痰止咳，清热解毒

第二节　补阳药

考点1★★★　鹿茸、肉苁蓉、淫羊藿、杜仲、续断、补骨脂、益智仁、蛤蚧、菟丝子

药名	相似功效	不同功效	要点
鹿茸	壮肾阳	益精血，强筋骨，调冲任，托疮毒	研末冲服，1～2g
肉苁蓉	补肾阳	益精血，润肠通便	
淫羊藿	补肾阳	强筋骨，祛风湿	
杜仲	补肝肾	强筋骨，安胎	治腰痛之要药
续断	补肝肾	行血脉，续筋骨	
补骨脂	补肾壮阳	固精缩尿，温脾止泻，纳气平喘	
益智仁		暖肾固精缩尿，温脾止泻摄唾	煎汤，3～10g
蛤蚧	补肺气	定喘嗽，助肾阳，益精血	煎汤，3～6g；研末，1～2g；浸酒，1～2对
菟丝子	补阳益阴	固精缩尿，明目止泻，安胎，生津	

考点2★★　巴戟天、锁阳、骨碎补、冬虫夏草、核桃仁、紫河车、沙苑子

药名	相似功效	不同功效	要点
巴戟天	补肾阳	强筋骨，祛风湿	
锁阳	补肾阳	益精血，润肠通便	

续表

药名	相似功效	不同功效	要点
骨碎补	补肾	活血，止痛，续伤	
冬虫夏草	益肾补肺	止血化痰	肺肾亏虚之要药
核桃仁	补肾	温肺，润肠	
紫河车	温肾补精	养血益气	研末，2～3g
沙苑子	补肾固精	养肝明目	

考点 3 ★　仙茅、狗脊、海马

药名	相似功效	不同功效	要点
仙茅	补肾壮阳	强筋健骨，祛寒除湿	
狗脊	补肝肾	强腰膝，祛风湿	
海马	补肾助阳	活血散结，消肿止痛	煎汤，3～9g；研末，1～1.5g

第三节　补血药

考点 1 ★★★　当归、熟地黄、何首乌、白芍、阿胶

药名	相似功效	不同功效	要点
当归	补血调经	活血止痛，润肠通便	妇科调经要药，内科补血佳品
熟地黄	补血滋阴	补精益髓	治血虚精亏、阴液不足之要药
何首乌	补益精血	解毒，截疟，润肠通便	

续表

药名	相似功效	不同功效	要点
白芍	养血调经	敛阴止汗，柔肝止痛，平抑肝阳	
阿胶	补血滋阴	润燥，止血	治血虚、阴虚诸证之要药

考点2★ 龙眼肉

药名	相似功效	不同功效	要点
龙眼肉	益气血	补心脾，安心神	治心脾两虚或气血不足之良药

第四节 补阴药

考点1★★★ 南沙参、北沙参、麦冬、石斛、黄精、枸杞子、龟甲、鳖甲

药名	相似功效	不同功效	要点
南沙参	清肺养阴	祛痰，益气	桔梗科植物轮叶沙参或沙参的根
北沙参	养阴清肺	益胃生津	伞形科植物珊瑚菜的根
麦冬	润肺养阴	益胃生津，清心除烦，润肠通便	
石斛	滋阴除热	养胃生津，明目，强腰	
黄精	滋阴润肺	补脾益气，补肾益精	
枸杞子	滋补肝肾	明目，润肺	

续表

药名	相似功效	不同功效	要点
龟甲	滋阴潜阳	益肾健骨，养血补心，凉血止血	打碎先煎
鳖甲	滋阴潜阳	退热除蒸，软坚散结	打碎先煎

考点 2 ★★ 天冬、玉竹、百合、墨旱莲、女贞子、桑葚

药名	相似功效	不同功效	要点
天冬	滋阴降火	清肺润燥，润肠通便	
玉竹	滋阴润肺	生津养胃	治阴虚外感
百合	养阴润肺	清心安神	
墨旱莲	滋阴益肾	凉血止血	
女贞子	滋肾补肝	清虚热，明目乌发	
桑葚	滋阴补血	生津，润肠	

考点 3 ★ 哈蟆油、楮实子

药名	相似功效	不同功效	要点
哈蟆油	补肾益精	养阴润肺	5～15g，炖服
楮实子	滋阴益肾	清肝明目，利尿	

考点 4 ★★★ 常用配伍

配伍	意义
人参配附子	人参甘温补气，力宏固脱；附子辛热回阳，补火救逆。两药相合，大补大温，益气回阳，治亡阳气脱效佳

续表

配伍	意义
人参配蛤蚧	人参甘温善补肺气，蛤蚧性平补肺益肾。两药相合，补肺益肾而定喘嗽，治肺肾两虚、动辄气喘甚效
人参配麦冬、五味子	人参性温补气，麦冬寒凉滋阴，五味子酸收敛阴。三药相合，益气养阴、生津止渴，为治气阴两虚之口渴、多汗，以及消渴所常用
黄芪配柴胡、升麻	黄芪甘温益气升阳，柴胡、升麻皆有升举阳气之功。三药相合，功能补中益气、升阳举陷，为治中气下陷诸证所常用
甘草配白芍	甘草味甘，功能补气缓急；白芍酸收，功能养血柔肝。两药相合，缓急止痛力强，治脘腹或四肢拘急疼痛
当归配黄芪	当归性温补血，黄芪微温补气，气旺则血生。两药相合，益气生血力强，治血虚或气血双亏证每投
女贞子配墨旱莲	女贞子甘苦凉，滋补肝肾、明目乌发；墨旱莲甘酸寒，滋补肝肾、凉血清热。两药相合，滋补肝肾之阴力增，多治肝肾阴虚之证

考点 5 ★★★　药理作用

　　人参：本品有兴奋与抑制中枢神经系统、改善学习记忆、抗休克、强心、抗心肌缺血、抑制血小板聚集、促进纤维蛋白溶解、增强机体抗应激能力、提高机体免疫功能、延缓衰老、调节糖代谢、促进蛋白质合成、降血脂、抗动脉粥样硬化、抗肿瘤，以及使促性腺激素释放增加等作用。

党参：本品有调节胃肠功能、保护胃黏膜、促进胃溃疡的愈合、增强机体免疫功能、提高机体抗应激能力、增加红细胞及白细胞数和血红蛋白含量、抑制血小板聚集、强心、调节血压、抗心肌缺血、改善学习记忆、抗菌等作用。

黄芪：本品有增强免疫功能，延缓衰老，强心，扩张外周血管、冠状血管及肾血管，改善微循环，抑制血小板聚集，降血压，促进骨髓造血，调节糖代谢，抗病毒，抗菌，保肝等作用。

甘草：本品能抗心律失常、抗消化性溃疡、解痉、镇咳祛痰、解毒、保肝、抗炎、抗菌、抗病毒、抗变态反应，并有肾上腺皮质激素样作用等。

鹿茸：本品有促进生长发育、促进蛋白质和核酸合成、增强骨髓造血功能、增强免疫功能、抗疲劳、延缓衰老等作用。

淫羊藿：本品有增强免疫功能、提高性腺功能、抗心肌缺血、降血压、降血糖、提高骨髓细胞的增殖率、延缓衰老、抗炎、抗过敏等作用。

当归：本品有抗贫血、增强免疫功能、抑制血小板聚集、抗血栓、抗心肌缺血缺氧、扩张外周血管、降血压、兴奋或抑制子宫平滑肌、松弛支气管平滑肌、降血脂、抗炎及保肝等作用。

何首乌：本品有促进造血功能、增强免疫功能、降血脂、抗动脉粥样硬化、增加冠脉血流量、抗心肌缺血、抗衰老、保肝及抗菌等作用。

　　白芍：本品有调节免疫功能、镇静、镇痛、解痉、抑制血小板聚集、扩张冠状动脉、降血压、抗炎及保肝等作用。

　　枸杞子：本品有增强和调节免疫功能、促进造血功能、延缓衰老、抗肿瘤、降血脂、护肝、降血糖及提高耐缺氧能力等作用。

历年常考点

　　1. 能补气健脾，益肾强腰，养心安神，活血通络的药物是：刺五加。

　　2. 能大补元气，补脾益气，生津止渴，安神益智的药物是：人参。

　　3. 能补气养阴，清火生津的药物是：西洋参。

　　4. 人参的主治：气虚欲脱证。脾气虚弱的食欲不振、呕吐泄泻。肺气虚弱的气短喘促、脉虚自汗。热病津伤的口渴，消渴证。心神不安，失眠多梦，惊悸健忘。

　　5. 甘补而平，不燥不腻，补中益气，生津养血的药物是：党参。

　　6. 能补气健脾，燥湿利水，止汗，安胎的药物是：白术。

　　7. 治疗脾虚水湿不运之泄泻，选用炒白术，是因其既能健脾止泻，又能燥湿利水。

　　8. 甘草的功效：益气补中，祛痰止咳，解毒，缓急止痛，缓和药性。

9.山药的功效：益气养阴，补脾肺肾，固精止带。

10.甘草的使用注意：本品味甘，易助湿壅气，故湿盛中满者不宜服。反大戟、甘遂、芫花、海藻，均忌同用。大剂量服用甘草，易引起浮肿，故不宜大量久服。

11.热病气阴两伤之烦倦，治当补气养阴，清火生津，宜选用的药物是：西洋参。

12.脾虚乏力，肾虚腰膝酸软，治当补气健脾、益肾强腰，宜选用的药物是：刺五加。

13.患者素体气虚乏力，近日又患热毒疮痈，治当选用性寒，既健脾益气，又清热解毒之品，宜选用的是：绞股蓝。

14.既益精血，又壮肾阳的药物是：鹿茸。

15.鹿茸的药理作用：促进生长发育、促进蛋白质和核酸合成、增强骨髓造血功能、增强免疫功能、抗疲劳、延缓衰老等。

16.能补肾阳，益精血，润肠通便的药物是：肉苁蓉。

17.能补肾壮阳，固精缩尿，温脾止泻，纳气平喘的药物是：补骨脂。

18.能补肝肾，强筋骨，安胎的药物是：杜仲。

19.能补肺气，定喘嗽的药物是：蛤蚧。

20.能补肾阳，祛风湿的药物是：巴戟天。

21. 锁阳除补肾阳、益精血外，还能润肠通便。

22. 治疗脾虚水湿不运，兼脾肾阳虚，选用补骨脂，是因其能补肾壮阳，温脾止泻。

23. 菟丝子的功效：补阳益阴，固精缩尿，明目止泻，安胎，生津。

24. 患者5年来，既患肾虚腰痛、阳痿，又患脾虚溏泄、阴阳两虚之消渴，治当补阳益阴、止泻、生津，宜选用的药物是：菟丝子。

25. 核桃仁的功效：补肾，温肺，润肠。

26. 温肾补精，养血益气的药物是：紫河车。

27. 性温，既补肝肾，又祛风湿的药物是：狗脊。

28. 既补血活血，又调经润肠的药物是：当归。

29. 当归的药理作用：抗贫血、增强免疫功能、抑制血小板聚集、抗血栓、抗心肌缺血缺氧、扩张外周血管、降血压、兴奋或抑制子宫平滑肌、松弛支气管平滑肌、降血脂、抗炎及保肝等。

30. 既补血，又滋阴的药物是：熟地黄、阿胶。

31. 制用补益精血，生用解毒、截疟的药物是：何首乌。

32. 白芍的功效：养血调经，敛阴止汗，柔肝止痛，平易肝阳。

33. 白芍的主治：血虚萎黄，月经不调，痛经，崩漏。阴虚盗汗，表虚自汗。肝脾不和之胸胁脘腹疼痛，或四肢拘急作痛。肝阳上亢之头痛眩晕。

34. 南沙参除清肺养阴外，还能祛痰，益气。

35. 墨旱莲除滋阴益肾外，还能凉血止血。

36. 养肺胃之阴的药物是：麦冬、玉竹。

37. 石斛的功效：养胃生津，滋阴除热，明目，强腰。

38. 滋阴润肺，补脾益气的药物是：黄精。

39. 龟甲的功效：滋阴潜阳，益肾健骨，养血补心，凉血止血。

40. 麦冬的功效：润肺养阴，益胃生津，清心除烦，润肠通便。

41. 枸杞子的功效：滋补肝肾，明目，润肺。

42. 百合的功效：养阴润肺，清心安神。

43. 既滋肾补肝，又清虚热的药物是：女贞子。

44. 鳖甲的功效：滋阴潜阳，退热除蒸，软坚散结。

45. 楮实子的功效：滋阴益肾，清肝明目，利尿。

46. 既补肾益精，又养阴润肺的药物是：哈蟆油。

第十八章　收涩药

考点1★　收涩药的使用注意

　　本类药涩而恋邪，凡表邪未解，湿热所致的泻痢、血热出血，以及郁热未清者不宜应用，以免"闭门留寇"。

考点2★★★　五味子、乌梅、椿皮、赤石脂、莲子肉、山茱萸、桑螵蛸、海螵蛸

药名	相似功效	不同功效	要点
五味子	收敛固涩	益气生津，滋肾宁心	
乌梅	敛肺，涩肠	生津，安蛔，止血	
椿皮	涩肠	清热燥湿，止血，止带，杀虫	
赤石脂	涩肠	止泻，止血，止带；外用：收湿敛疮生肌	
莲子肉	益肾固精	补脾止泻，止带，养心安神	
山茱萸	收敛固脱	补益肝肾	
桑螵蛸	固精缩尿	补肾助阳	治肾阳亏虚、精滑不固之要药
海螵蛸	固精止带	收敛止血，制酸止痛，收湿敛疮	

考点 3 ★★   诃子、肉豆蔻、芡实、覆盆子、浮小麦、金樱子

药名	相似功效	不同功效	要点
诃子	涩肠,敛肺	下气,利咽	敛肺开音宜生用,涩肠止泻宜煨用
肉豆蔻	涩肠止泻	温中行气	温中止泻宜煨用
芡实	益肾固精	补脾祛湿	
覆盆子	益肾,固精	缩尿,明目	
浮小麦	止汗	益气,除热	
金樱子	固精缩尿	涩肠止泻,固崩止带	

考点 4 ★   五倍子、麻黄根、糯稻根、罂粟壳、石榴皮

药名	相似功效	不同功效	要点
五倍子	敛肺,涩肠	降火,固精,敛汗止血,收湿敛疮	
麻黄根	收敛止汗		
糯稻根	止汗	退热,益胃生津	
罂粟壳	敛肺,涩肠	止痛	煎汤,3～6g
石榴皮	涩肠止泻	止血,杀虫	

考点 5 ★★★   药理作用

五味子:本品有镇咳、祛痰、镇静、保肝、扩张血管、调节心肌细胞能量代谢、调节免疫功能、抗溃疡、抗衰老等作用。

山茱萸：本品有调节免疫功能、降血糖、升高白细胞、抗菌等作用。

历年常考点

1. 五味子的功效：收敛固涩，益气生津，滋肾宁心。

2. 乌梅的功效：敛肺，涩肠，生津，安蛔，止血。

3. 乌梅的主治：肺虚久咳。久泻久痢。虚热消渴。蛔厥腹痛。崩漏，便血。

4. 椿皮的功效：清热燥湿，涩肠，止血，止带，杀虫。

5. 肉豆蔻既治久泻不止，又治虚寒气滞的脘腹胀痛。

6. 莲子肉既治脾虚久泻，又治肾虚遗精。

7. 外用治外伤出血的药物是：赤石脂。

8. 内服治湿热泻痢的药物是：椿皮。

9. 内服治虚汗不止的药物是：山茱萸。

10. 桑螵蛸除固精缩尿外，还能补肾助阳。

11. 诃子除涩肠敛肺外，还能下气利咽。

12. 诃子除治肺虚久咳外，还治咽痛、失音。

13. 生姜和肉豆蔻均有的功效是温中。

第十九章　涌吐药

考点1★　涌吐药的使用注意

　　本类药作用强烈，且系有毒之物，只宜用于正气未衰而邪盛者，老人、妇女胎前产后、体质虚弱者均当忌用；严格用法用量，一般宜从小量渐增，防其中毒或涌吐太过；服药后宜多饮开水以助药力，或用鸡翎等物探喉助吐；涌吐药只可暂投，中病即止，不可连服、久服。若呕吐不止，当及时解救；吐后不宜马上进食，待胃气恢复后，再进流质或易消化的食物，以养胃气。

考点2★★★　常山、瓜蒂、藜芦

药名	相似功效	不同功效	要点
常山	涌吐痰饮	截疟	治疟疾寒热之要药
瓜蒂	内服：涌吐热痰、宿食	外用：研末吹鼻，引去湿热	
藜芦	涌吐风痰	杀虫疗癣	十八反

历年常考点

1. 能涌吐痰饮的药物是：常山。

2.能截疟的药物有：常山、鸦胆子、生何首乌。

3.内服涌吐热痰、宿食，外用研末吹鼻，引去湿热的药物是：瓜蒂。

第二十章　杀虫燥湿止痒药

考点1★　杀虫燥湿止痒药的使用注意

　　本类药有毒者居多，其中毒性剧烈者，外用时尤当慎重，既不能过量，也不能大面积涂敷，还不宜在头面及五官使用，以防吸收中毒；同时，还应严格遵守炮制方法、控制剂量、注意使用方法与宜忌，以避免因局部过强刺激而引起严重反应。可内服的有毒之品，更应严格遵守炮制方法、控制剂量、注意使用方法与宜忌，并宜制成丸剂，以缓解其毒性；还应避免持续服用，以防蓄积中毒。

考点2★★★　雄黄、硫黄、轻粉、白矾

药名	相似功效	不同功效	要点
雄黄	解毒，杀虫	燥湿祛痰，截疟定惊	入丸散，0.05～0.1g，入药忌火煅
硫黄	外用：解毒杀虫止痒	内服：补火助阳通便	入丸散，1～3g
轻粉	外用：杀虫，攻毒，敛疮	内服：祛痰消积，逐水通便	入丸散，0.1～0.2g
白矾	外用：解毒杀虫，止痒	外用：燥湿；内服：止血止泻，清热消痰	入丸散，0.6～1.5g

考点 3 ★ ★　蛇床子、露蜂房

药名	相似功效	不同功效
蛇床子	杀虫止痒	燥湿祛风，温肾壮阳
露蜂房	攻毒杀虫	祛风止痛

考点 4 ★　铅丹、土荆皮

药名	相似功效	不同功效	要点
铅丹	外用：拔毒止痒，敛疮生肌	内服：坠痰镇惊，攻毒截疟	入丸散，0.3～0.6g
土荆皮	杀虫，止痒	疗癣	治癣痒之要药

历年常考点

1. 入药忌火煅的药物是：雄黄。

2. 常山与雄黄的共同功效是：截疟。

3. 既攻毒杀虫，又逐水通便的药物是：轻粉。

4. 性寒有毒，外用不可大面积或长久涂敷，内服不可过量或久用，服后要及时漱口的药物是：轻粉。

5. 外用解毒杀虫，内服清热消痰的药物是：白矾。

6. 蛇床子的功效：燥湿祛风，杀虫止痒，温肾壮阳。

第二十一章 拔毒消肿敛疮药

考点1★ 拔毒消肿敛疮药的使用注意

本类药有毒者居多，其中毒性剧烈者，外用时尤当慎重，既不能过量，也不能大面积涂敷，还不宜在头面及五官使用，以防吸收中毒；同时，还应严格遵守炮制方法、控制剂量、注意使用方法与宜忌，以避免因局部过强刺激而引起严重反应。可内服的有毒之品，更应严格遵守炮制方法、控制剂量、注意使用方法与宜忌，并宜制成丸剂，以缓解其毒性；还应避免持续服用，以防蓄积中毒。

考点2★★★ 斑蝥、蟾酥、马钱子

药名	相似功效	不同功效	要点
斑蝥	攻毒蚀疮	破血逐瘀，散结消癥	0.03～0.06g
蟾酥	解毒消肿	止痛，开窍醒神	0.015～0.03g
马钱子	散结消肿	通络止痛	0.3～0.6g

考点 3 ★★　升药、炉甘石、儿茶

药名	相似功效	不同功效	要点
升药	拔毒去腐		治疮疡溃烂、腐肉不去之要药；不作内服
炉甘石	收湿	生肌，明目去翳	
儿茶	收湿敛疮	生肌止血，活血止痛，清肺化痰	

考点 4 ★　砒石、硼砂、大蒜、猫爪草、毛茛

药名	相似功效	不同功效	要点
砒石	外用：蚀疮去腐	内服：祛痰平喘，截疟	0.002～0.004g
硼砂	外用：解毒	外用：清热；内服：清肺化痰	1～3g
大蒜	解毒	消肿，杀虫，止痢	
猫爪草	解毒消肿	化痰散结	
毛茛	攻毒	发疱止痛，杀虫	

考点 5 ★★★　药理作用

蟾酥：本品有抗炎、增强免疫功能、镇痛、强心、升压、中枢性呼吸兴奋、抗肿瘤、促进造血功能等作用。

马钱子：本品有抑菌、兴奋中枢神经、祛痰、镇咳等作用。

历年常考点

1. 既攻毒蚀疮，又破血逐瘀的药物是：斑蝥。

2.马钱子的内服用量：炮制后入丸散,0.3～0.6g。

3.马钱子的功效：散结消肿，通络止痛。

4.升药的功效：拔毒去腐。

5.儿茶的功效：收湿敛疮，生肌止血，活血止痛，清肺化痰。

第二部分

常用中成药

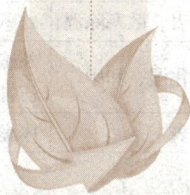

第一章　内科常用中成药

第一节　解表剂

考点1★　解表剂的功能与主治

本类中成药主要具有疏散表邪之功，兼有清热、祛风胜湿、止咳平喘、解暑等作用，适用于外感六淫等引发的病证。

考点2★　解表剂的分类及各类的作用、主治

分类	作用	主治
辛温解表剂	发汗解表、祛风散寒	外感风寒所致的感冒
辛凉解表剂	疏风解表、清热解毒	外感风热或温病初起
解表胜湿剂	祛风解表、散寒除湿	外感风寒夹湿所致的感冒
祛暑解表剂	解表、化湿、和中	外感风寒、内伤湿滞或夏伤暑湿所致的感冒
扶正解表剂	益气解表	体虚感冒

考点3★　解表剂的使用注意事项

本类中成药大多辛香发散，有伤阳耗气伤津之弊，故体虚多汗及热病后期津液亏耗者慎用；对久患疮痈、淋证及大失血者，也应慎用。

一、辛温解表剂

考点 4 ★★★　桂枝合剂、感冒清热颗粒

辛温解表药	功能	主治
桂枝合剂	解肌发表，调和营卫	感冒风寒表虚证
感冒清热颗粒（口服液）	疏风散寒，解表清热	风寒感冒

考点 5 ★★　表实感冒颗粒、正柴胡饮颗粒

辛温解表药	功能	主治
表实感冒颗粒	发汗解表，祛风散寒	感冒风寒表实证
正柴胡饮颗粒	发散风寒，解热止痛	外感风寒所致的感冒

二、辛凉解表剂

考点 6 ★★★　银翘解毒丸、桑菊感冒片、双黄连口服液

辛凉解表剂	功能	主治
银翘解毒丸（颗粒、片、胶囊）	疏风解表，清热解毒	风热感冒
桑菊感冒片（颗粒、合剂）	疏风清热，宣肺止咳	风热感冒初起
双黄连口服液（颗粒、片、糖浆、合剂、胶囊）	疏风解表，清热解毒	外感风热所致的感冒

考点 7 ★★　羚羊感冒胶囊、连花清瘟胶囊

辛凉解表剂	功能	主治
羚羊感冒胶囊（片）	清热解表	流行性感冒属风热证
连花清瘟胶囊	清瘟解毒，宣肺泄热	流行性感冒属热毒袭肺证

三、解表胜湿剂

考点 8 ★★★　九味羌活丸、荆防颗粒

解表胜湿剂	功能	主治
九味羌活丸（颗粒、口服液）	疏风解表，散寒除湿	外感风寒夹湿所致的感冒
荆防颗粒（合剂）	解表散寒，祛风胜湿	外感风寒夹湿所致的感冒

考点 9 ★★　午时茶颗粒

解表胜湿剂	功能	主治
午时茶颗粒	祛风解表，化湿和中	外感风寒、内伤食积证

四、祛暑解表剂

考点 10 ★★★　藿香正气水

祛暑解表剂	功能	主治
藿香正气水（片、颗粒、滴丸、口服液、软胶囊）	解表化湿，理气和中	外感风寒，内伤湿滞或夏伤暑湿所致的感冒

考点 11 ★★　保济丸

祛暑解表剂	功能	主治
保济丸	解表，祛湿，和中	暑湿感冒；晕车晕船

五、扶正解表剂

考点 12 ★★　参苏丸

扶正解表剂	功能	主治
参苏丸（胶囊）	益气解表，疏风散寒，祛痰止咳	身体虚弱，感受风寒所致的感冒

第二节　祛暑剂

考点 1 ★　祛暑剂的功能与主治

本类中成药主要具有祛除暑邪之功，兼有化湿、利湿等作用，适用于暑湿、暑温等引发的病证。

考点 2 ★　祛暑剂的分类及各类的作用、主治

分类	作用	主治
祛暑除湿剂	清暑、利湿	暑邪夹湿所致的暑湿
祛暑辟秽剂	清暑、辟瘟解毒	感受暑热秽浊之邪
祛暑和中剂	清暑、化湿和中	内伤湿滞，复感外寒所致的感冒
清暑益气剂	清暑、益气、生津	感受暑湿，暑热伤气所致的中暑发热，气津两伤

考点 3 ★　祛暑剂的使用注意事项

本类中成药大多辛香温燥，易伤阴津，故阴虚血燥者慎用。祛暑辟秽剂辛香走窜，含有毒药物，故孕妇忌用，不宜过量、久用。

一、祛暑除湿剂

考点 4 ★★★　六一散

祛暑除湿剂	功能	主治
六一散	清暑利湿	感受暑湿所致的暑湿证

考点 5 ★★　甘露消毒丸

祛暑除湿剂	功能	主治
甘露消毒丸	芳香化湿，清热解毒	暑湿蕴结所致的湿温

二、祛暑辟秽剂

考点 6 ★★　紫金锭

祛暑辟秽剂	功能	主治
紫金锭（散）	辟瘟解毒，消肿止痛	中暑，脘腹胀痛，恶心呕吐等；外治疔疮疖肿等

三、祛暑和中剂

考点7 ★★★　六合定中丸、十滴水

祛暑和中剂	功能	主治
六合定中丸	祛暑除湿，和中消食	夏伤暑湿，宿食停滞等
十滴水（软胶囊）	健胃祛暑	中暑

四、清暑益气剂

考点8 ★★　清暑益气丸

清暑益气剂	功能	主治
清暑益气丸	祛暑利湿，补气生津	中暑受热，气津两伤

第三节　表里双解剂

考点1 ★　表里双解剂的功能与主治

　　本类中成药主要具有解表、清里、攻里、温里等作用，适用于表证未除，又有里证引发的病证。

考点2 ★　表里双解剂的分类及各类的作用、主治

分类	作用	主治
解表清里剂	发散表邪、清除里热	外感表证未解，又见里热
解表攻里剂	疏风解表、泻热通便	表热里实

考点 3 ★　　表里双解剂的使用注意事项

本类中成药大多辛散兼清热，或兼温燥，或兼攻下，有耗气伤津之弊，故气虚津伤者慎用。

一、解表清里剂

考点 4 ★★★　　葛根芩连丸

解表清里剂	功能	主治
葛根芩连丸（微丸）	解肌透表，清热解毒，利湿止泻	湿热蕴结所致的泄泻腹痛等；风热感冒

考点 5 ★★　　双清口服液

解表清里剂	功能	主治
双清口服液	疏透表邪，清热解毒	风温肺热，卫气同病；急性支气管炎

二、解表攻里剂

考点 6 ★★★　　防风通圣丸

解表攻里剂	功能	主治
防风通圣丸	解表通里，清热解毒	外寒内热，表里俱实

第四节　泻下剂

考点 1 ★　　泻下剂的功能与主治

本类中成药主要具有通便之功，兼有泻热、

攻积、逐水等作用，适用于肠胃积滞、实热壅盛、肠燥津亏或肾虚津亏、水饮停聚等引发的病证。

考点 2 ★ 泻下剂的分类及各类的作用、主治

分类	作用	主治
寒下通便剂	泻下、清热	邪热蕴结于肠胃所致的大便秘结
润肠通便剂	润肠通便	肠燥津亏或年老体虚所致的大便秘结
峻下通便剂	攻逐水饮	肺、脾、肾等功能失调，水液代谢失常所致的水饮壅盛于里之实证
通腑降浊剂	通腑降浊、活血化瘀	脾肾亏损，湿浊内停，瘀血阻滞证

考点 3 ★ 泻下剂的使用注意事项

本类中成药大多苦寒降泄，能伤正气及脾胃，或有滑胎之弊，故久病体弱、脾胃虚弱者慎用，孕妇慎用或禁用。

一、寒下通便剂

考点 4 ★★ 通便宁片、当归龙荟丸、九制大黄丸

寒下通便剂	功能	主治
通便宁片	宽中理气，泻下通便	肠胃实热积滞所致的便秘
当归龙荟丸	泻火通便	肝胆火旺所致心烦不宁、头晕目眩、大便秘结等
九制大黄丸	泻下导滞	胃肠积滞所致的便秘、湿热下痢、口渴不休等

二、润肠通便剂

考点 5 ★★★　麻仁胶囊、增液口服液、通便灵胶囊、苁蓉通便口服液

润肠通便剂	功能	主治
麻仁胶囊（软胶囊、丸）	润肠通便	肠热津亏所致的便秘；习惯性便秘
增液口服液	养阴生津，增液润燥	高热后，阴津亏损所致的便秘
通便灵胶囊	泻热导滞，润肠通便	热结便秘，长期卧床便秘，一时性腹胀便秘，老年习惯性便秘
苁蓉通便口服液	滋阴补肾，润肠通便	中老年人、病后产后等虚性便秘及习惯性便秘

三、峻下通便剂

考点 6 ★★　舟车丸

峻下通便剂	功能	主治
舟车丸	行气逐水	水停气滞所致的水肿

四、通腑降浊剂

考点 7 ★★　尿毒清颗粒

通腑降浊剂	功能	主治
尿毒清颗粒	通腑降浊，健脾利湿，活血化瘀	脾肾亏损，湿浊内停，瘀血阻滞所致诸证；慢性肾功能衰竭（氮质血症期或尿毒症早期）

第五节　清热剂

考点1★　清热剂的功能与主治

　　本类中成药主要具有清热、泻火、凉血、解毒之功，兼有利水、通便、消肿等作用，适用于温、热、火邪，以及外邪入里化热等引发的病证。

考点2★　清热剂的分类及各类的作用、主治

分类	作用	主治
清热泻火解毒剂	清热、泻火、凉血、解毒	火热毒邪壅盛所致的里热证
解毒消癥剂	解毒消肿、散瘀止痛	热毒瘀血壅结所致的痈疽疔毒、瘰疬、流注、癥肿等

考点3★　清热剂的使用注意事项

　　本类中成药大多苦寒清泄，有伤阳败胃之弊，故阳虚有寒或脾胃虚寒者慎用。

一、清热泻火解毒剂

考点4★★★　龙胆泻肝丸、牛黄上清胶囊、板蓝根颗粒

清热泻火解毒剂	功能	主治
龙胆泻肝丸（颗粒、口服液）	清肝胆，利湿热	肝胆湿热所致的头晕目赤、耳鸣耳聋等

续表

清热泻火解毒剂	功能	主治
牛黄上清胶囊（片、丸）	清热泻火，散风止痛	热毒内盛、风火上攻所致的头痛眩晕等
板蓝根颗粒（茶、糖浆）	清热解毒，凉血利咽	肺胃热盛所致的咽喉肿痛等；急性扁桃体炎、腮腺炎

考点 5 ★★★　黄连上清丸、一清颗粒、黛蛤散、清胃黄连丸、牛黄解毒胶囊、牛黄至宝丸、新雪颗粒、芩连片、导赤丸、清热解毒口服液

清热泻火解毒剂	功能	主治
黄连上清片（丸）	散风清热，泻火止痛	风热上攻、肺胃热盛所致头晕目眩、暴发火眼等
一清颗粒（胶囊）	清热泻火解毒，化瘀凉血止血	火毒血热所致的身热烦躁、目赤口疮等；咽炎、扁桃体炎、牙龈炎
黛蛤散	清肝利肺，降逆除烦	肝火犯肺所致的头晕耳鸣、咳嗽吐衄等
清胃黄连丸（片）	清胃泻火，解毒消肿	肺胃火盛所致的口舌生疮等
牛黄解毒胶囊（片、丸、软胶囊）	清热解毒	火热内盛所致的咽喉肿痛、牙龈肿痛等
牛黄至宝丸	清热解毒，泻火通便	胃肠积热所致的头痛眩晕、目赤耳鸣等
新雪颗粒	清热解毒	外感热病，热毒壅盛证
芩连片	清热解毒，消肿止痛	脏腑蕴热，头痛目赤等

续表

清热泻火解毒剂	功能	主治
导赤丸	清热泻火，利尿通便	火热内盛所致的口舌生疮、咽喉疼痛等
清热解毒口服液	清热解毒	热毒壅盛所致的发热面赤、烦躁口渴等；流感、上呼吸道感染

二、解毒消癥剂

考点6★★　抗癌平丸、西黄丸

解毒消癥剂	功能	主治
抗癌平丸	清热解毒，散瘀止痛	热毒瘀血壅滞所致的胃癌、食道癌等消化道肿瘤
西黄丸	清热解毒，消肿散结	热毒壅结所致的痈疽疔毒、瘰疬等

第六节　温里剂

考点1★　温里剂的功能与主治

　　本类中成药主要具有温里祛寒之功，兼有回阳等作用，适用于里寒证，如脾胃虚寒，或寒凝气滞，或亡阳欲脱等病证。

考点 2 ★　温里剂的分类及各类的作用、主治

分类	作用	主治
温中散寒剂	温中散寒、健脾益气、温胃理气、温中和胃	脾胃虚寒所致的腹痛、呕吐
回阳救逆剂	回阳救急	阳气衰微、阴寒内盛所致的厥脱

考点 3 ★　温里剂的使用注意事项

本类中成药大多辛温燥热，易耗阴动火，故实热证、阴虚火旺、精血亏虚者忌用。

一、温中散寒剂

考点 4 ★★★　理中丸、小建中合剂

温中散寒剂	功能	主治
理中丸(党参理中丸)	温中散寒，健胃	脾胃虚寒，呕吐泄泻，胸满腹痛，消化不良
小建中合剂	温中补虚，缓急止痛	脾胃虚寒所致的脘腹疼痛等；胃及十二指肠溃疡

考点 5 ★★　良附丸、香砂养胃颗粒、附子理中丸、香砂平胃丸

温中散寒剂	功能	主治
良附丸	温胃理气	寒凝气滞，脘痛吐酸，胸腹胀满
香砂养胃颗粒(丸)	温中和胃	胃阳不足、湿阻气滞所致的胃痛、痞满

续表

温中散寒剂	功能	主治
附子理中丸	温中健脾	脾胃虚寒所致的脘腹冷痛、呕吐泄泻、手足不温
香砂平胃丸（颗粒）	理气化湿，和胃止痛	湿浊中阻、脾胃不和所致的胃脘疼痛、胸膈满闷等

二、回阳救逆剂

考点 6 ★★★　四逆汤

回阳救逆剂	功能	主治
四逆汤	温中祛寒，回阳救逆	阳虚欲脱，冷汗自出，四肢厥逆，下利清谷，脉微欲绝

第七节　祛痰剂

考点 1 ★　祛痰剂的功能与主治

　　本类中成药主要具有祛痰之功，兼有燥湿、清热、息风、散结等作用，适用于痰湿、痰热、风痰等引发的病证。

考点 2 ★　祛痰剂的分类及各类的作用、主治

分类	作用	主治
燥湿化痰剂	祛湿化痰、行气健脾	痰浊阻肺所致的咳嗽
清化热痰剂	清泻肺热、化痰止咳	痰热阻肺所致的咳嗽

续表

分类	作用	主治
化痰息风剂	平肝息风、化痰止咳	肝风内动、风痰上扰所致的咳嗽
化痰散结剂	软坚散结、祛痰止咳	痰火互结所致的瘰疬、瘿瘤

考点 3 ★　祛痰剂的使用注意事项

　　本类中成药使用时应区分痰饮性质，有咯血倾向者慎用辛燥的祛痰剂；有高血压、心脏病者宜慎用含有麻黄的祛痰剂。

一、燥湿化痰剂

考点 4 ★★★　二陈丸

燥湿化痰剂	功能	主治
二陈丸	燥湿化痰，理气和胃	痰湿停滞导致的咳嗽痰多、胸脘胀闷等

考点 5 ★★　橘贝半夏颗粒

燥湿化痰剂	功能	主治
橘贝半夏颗粒	化痰止咳，宽中下气	痰气阻肺，咳嗽痰多、胸闷气急

二、清热化痰剂

考点 6 ★★★　礞石滚痰丸、清气化痰丸

清热化痰剂	功能	主治
礞石滚痰丸	逐痰降火	痰火扰心所致的癫狂惊悸，或喘咳痰稠、大便秘结
清气化痰丸	清肺化痰	痰热阻肺所致的咳嗽痰多等

考点 7 ★★　复方鲜竹沥液

清热化痰剂	功能	主治
复方鲜竹沥液	清热化痰，止咳	痰热咳嗽，痰黄黏稠

三、化痰息风剂

考点 8 ★★　半夏天麻丸

化痰息风剂	功能	主治
半夏天麻丸	健脾祛湿，化痰息风	脾虚湿盛、痰浊内阻所致的眩晕等

四、化痰散结剂

考点 9 ★★　消瘿丸

化痰散结剂	功能	主治
消瘿丸	散结消瘿	痰火郁结所致的瘿瘤初起；单纯型地方性甲状腺肿

第八节 止咳平喘剂

考点1★ 止咳平喘剂的功能与主治

本类中成药主要具有止咳平喘、理气化痰之功，兼有散寒、清热、润燥、解表、补益、纳气等作用，适用于风寒、肺热、燥邪、肺虚、肾不纳气等引发的咳喘病证。

考点2★ 止咳平喘剂的分类及各类的作用、主治

分类	作用	主治
散寒止咳剂	温肺散寒、止咳化痰	风寒束肺、肺失宣降所致的咳嗽
清肺止咳剂	清泻肺热、止咳化痰	痰热阻肺所致的咳嗽
润肺止咳剂	润肺、止咳	燥邪犯肺所致的咳嗽
发表化饮平喘剂	解表化饮、止咳平喘	外感表邪、痰饮阻肺所致的咳嗽、喘证
泄热平喘剂	清肺泄热、降逆平喘	肺热喘息
化痰平喘剂	化痰、平喘	痰浊阻肺所致的喘促
补肺平喘剂	补益肺气、敛肺平喘	肺虚所致的喘促
纳气平喘剂	补肾纳气、固本平喘	肾不纳气所致的喘促

考点3★ 止咳平喘剂的使用注意事项

本类中成药所治的咳嗽、喘促，有表里虚实之分，阴阳寒热之别，在肺在肾之异，治当区别

对待，合理选用。

一、散寒止咳剂

考点 4 ★★★　通宣理肺丸、杏苏止咳颗粒

散寒止咳剂	功能	主治
通宣理肺丸（胶囊、口服液、片、颗粒、膏）	解表散寒，宣肺止嗽	风寒束表、肺气不宣所致的感冒咳嗽
杏苏止咳颗粒（糖浆、口服液）	宣肺散寒，止咳祛痰	风寒感冒咳嗽、气逆

二、清肺止咳剂

考点 5 ★★★　清肺抑火丸、急支糖浆、强力枇杷露、川贝止咳露

清肺止咳剂	功能	主治
清肺抑火丸	清肺止咳，化痰通便	痰热阻肺所致的咳嗽等
急支糖浆	清热化痰，宣肺止咳	外感风热所致的咳嗽；急性支气管炎、慢性支气管炎急性发作
强力枇杷露（胶囊）	清热化痰，敛肺止咳	痰热伤肺所致的咳嗽经久不愈、痰少而黄等；急、慢性支气管炎
川贝止咳露	止嗽祛痰	风热咳嗽，痰多上气或燥咳

考点 6 ★★　蛇胆川贝散、橘红丸

清肺止咳剂	功能	主治
蛇胆川贝散（胶囊、软胶囊）	清肺，止咳，祛痰	肺热咳嗽，痰多
橘红丸（片、颗粒、胶囊）	清肺，化痰，止咳	痰热咳嗽，痰多等

三、润肺止咳剂

考点 7 ★★★　养阴清肺膏、二母宁嗽丸、蜜炼川贝枇杷膏

润肺止咳剂	功能	主治
养阴清肺膏（糖浆、口服液、丸）	养阴润燥，清肺利咽	阴虚燥咳，咽喉干痛，干咳少痰，或痰中带血
二母宁嗽丸	清肺润燥，化痰止咳	燥热蕴肺所致的咳嗽
蜜炼川贝枇杷膏	清热润肺，化痰止咳	肺燥咳嗽，痰黄而黏，胸闷，咽喉疼痛或痒，声音嘶哑

四、发表化饮平喘剂

考点 8 ★★★　小青龙胶囊、桂龙咳喘宁胶囊

发表化饮平喘剂	功能	主治
小青龙胶囊（合剂、颗粒、糖浆）	解表化饮，止咳平喘	风寒水饮，恶寒发热，无汗、喘咳痰稀
桂龙咳喘宁胶囊	止咳化痰，降气平喘	外感风寒，痰湿内阻引起的咳嗽等；急、慢性支气管炎

五、泄热平喘剂

考点 9 ★★　止嗽定喘口服液

泄热平喘剂	功能	主治
止嗽定喘口服液	辛凉宣泄，清肺平喘	表寒里热，身热口渴，咳嗽痰盛，喘促气逆，胸膈满闷；急性支气管炎

六、化痰平喘剂

考点 10 ★★　降气定喘丸、蠲哮片

化痰平喘剂	功能	主治
降气定喘丸	降气定喘，祛痰止咳	痰浊阻肺所致的咳嗽痰多，气逆喘促；慢性支气管炎、支气管哮喘
蠲哮片	泻肺除壅，涤痰祛痰，利气平喘	支气管哮喘急性发作期痰瘀伏肺证

七、补肺平喘剂

考点 11 ★★　人参保肺丸

补肺平喘剂	功能	主治
人参保肺丸	益气补肺，止嗽定喘	肺气亏虚，肺失宣降所致的虚劳久嗽、气短喘促

八、纳气平喘剂

考点 12 ★★★ 苏子降气丸、七味都气丸、固本咳喘片、蛤蚧定喘丸

纳气平喘剂	功能	主治
苏子降气丸	降气化痰，温肾纳气	上盛下虚、气逆痰壅所致的咳嗽喘息、胸膈满闷
七味都气丸	补肾纳气，涩精止遗	肾不纳气所致的喘促、胸闷、久咳、气短、咽干、遗精、盗汗、小便频数
固本咳喘片	益气固表，健脾补肾	脾虚痰盛、肾气不固所致的咳嗽、痰多等；慢性支气管炎、肺气肿、支气管哮喘
蛤蚧定喘丸	滋阴清肺，止咳平喘	肺肾两虚、阴虚肺热所致的虚劳久咳等

第九节 开窍剂

考点 1 ★ 开窍剂的功能与主治

本类中成药主要具有开窍醒神之功，兼有镇惊、止痉、行气、止痛、辟秽等作用，适用于热入心包、热入营血、痰迷清窍等引发的神志不清的病证。

考点 2 ★　开窍剂的分类及各类的作用、主治

分类	作用	主治
凉开剂	清热开窍	温热邪毒内陷心包、痰热蒙蔽心窍所致的热闭证
温开剂	温通开窍	寒湿痰浊之邪或秽浊之气蒙蔽心窍所致的寒闭证

考点 3 ★　开窍剂的使用注意事项

本类中成药大多辛香，只宜暂用，不宜久服。临床多用于急救、中病即止。

一、凉开剂

考点 4 ★★★　安宫牛黄丸、紫雪散

凉开剂	功能	主治
安宫牛黄丸（胶囊、散）	清热解毒镇惊开窍	热病，邪入心包，高热惊厥，神昏谵语；中风昏迷及脑炎、脑膜炎、中毒性脑病、脑出血、败血症
紫雪散	清热开窍，止痉安神	热入心包、热动肝风证

考点 5 ★★　局方至宝散、万氏牛黄清心丸、清开灵口服液

凉开剂	功能	主治
局方至宝散（丸）	清热解毒，开窍镇惊	热病属热入心包、热盛动风证
万氏牛黄清心丸	清热解毒，镇惊安神	热入心包、热盛动风证

续表

凉开剂	功能	主治
清开灵口服液（胶囊、软胶囊、颗粒、滴丸、片、泡腾片）	清热解毒，镇静安神	外感风热时毒、火毒内盛所致的高热不退、烦躁不安等；上呼吸道感染、病毒性感冒、急性化脓性扁桃体炎、急性咽炎、急性气管炎、高热等

二、温开剂

考点 6 ★★★　苏合香丸

温开剂	功能	主治
苏合香丸	芳香开窍，行气止痛	痰迷心窍所致的痰厥昏迷等，以及中暑、心胃气痛

第十节　固涩剂

考点 1 ★　固涩剂的功能与主治

　　本类中成药主要具有收敛固涩之功，兼有补气、益肾、温肾、健脾等作用，适用于表虚卫外不固、肾气亏虚、脾肾阳虚等引发的病证。

考点 2 ★　固涩剂的分类及各类的作用、主治

分类	作用	主治
益气固表剂	益气、固表、止汗	表虚卫外不固所致的自汗、气短、倦怠、乏力等
固脬缩尿剂	补肾缩尿	肾气不足、膀胱失约所致的小便频数或夜尿频多、腰膝酸软、乏力，或小儿遗尿等
固精止遗剂	补肾固精	肾虚封藏失司、精关不固所致的遗精滑泄、腰膝酸软、神疲乏力、耳鸣等
涩肠止泻剂	温肾健脾、涩肠止泻	泄泻日久、脾肾两虚或脾肾阳虚所致的大便滑脱不禁、腹痛喜按或冷痛、腹胀、食少、腰酸或冷等

考点 3 ★　固涩剂的使用注意事项

本类中成药大多酸敛甘补，适用于正虚无邪之滑脱，故火热、血瘀、气滞、食积、湿热等实邪为患者不宜使用。

一、益气固表剂

考点 4 ★★★　玉屏风胶囊

益气固表剂	功能	主治
玉屏风胶囊（颗粒、口服液）	益气，固表，止汗	表虚不固所致的自汗

二、固脬缩尿剂

考点 5 ★★　缩泉丸

固脬缩尿剂	功能	主治
缩泉丸	补肾缩尿	肾虚所致的小便频数、夜间遗尿

三、固精止遗剂

考点 6 ★★　金锁固精丸

固精止遗剂	功能	主治
金锁固精丸	固肾涩精	肾虚不固所致的遗精滑泄、神疲乏力、四肢酸软、腰酸耳鸣

四、涩肠止泻剂

考点 7 ★★★　四神丸、固本益肠丸

涩肠止泻剂	功能	主治
四神丸（片）	温肾散寒，涩肠止泻	肾阳不足所致的泄泻
固本益肠片	健脾温肾，涩肠止泻	脾肾阳虚所致的泄泻；慢性肠炎

第十一节　补虚剂

考点 1 ★　补虚剂的功能与主治

　　本类中成药主要具有补虚扶弱作用，主治虚证。

考点2 ★　补虚剂的分类及各类的作用、主治

分类	作用	主治
补气剂	补益脾肺之气	脾气虚以及肺气虚所致诸证
助阳剂	温补肾阳	肾阳不足所致诸证
养血剂	补血	血虚诸证
滋阴剂	滋补肝肾、益精填髓	肝肾阴虚所致诸证
补气养血剂	补益气血	气血两虚所致诸证
补气养阴剂	补气、养阴生津	气虚阴伤所致诸证
阴阳双补剂	滋阴壮阳	阴阳两虚所致诸证
补精养血剂	滋阴填精、补血	肝肾精血不足所致诸证

考点3 ★　补虚剂的使用注意事项

　　应用补虚中成药必须辨别虚实真假，勿犯"虚虚实实"之戒。确属虚证，也要根据虚证的性质、部位和临床表现，有选择地使用。

　　本类药物易碍胃、生湿，故虚而兼见气滞或湿盛者，不宜单独使用。

一、补气剂

考点4 ★★★　四君子丸、补中益气丸、香砂六君丸、启脾丸

补气剂	功能	主治
四君子丸（合剂）	益气健脾	脾胃气虚，胃纳不佳，食少便溏

续表

补气剂	功能	主治
补中益气丸（口服液、合剂）	补中益气，升阳举陷	脾胃虚弱、中气下陷所致的泄泻、脱肛、阴挺
香砂六君丸（片）	益气健脾，和胃	脾虚气滞，消化不良，嗳气食少，脘腹胀满，大便溏泄
启脾丸	健脾和胃	脾胃虚弱，消化不良，腹胀便溏

考点 5 ★★　参苓白术散、六君子丸、薯蓣丸

补气剂	功能	主治
参苓白术散（水丸、颗粒）	补脾胃，益肺气	脾胃虚弱，食少便溏，气短咳嗽，肢倦乏力
六君子丸	补脾益气，燥湿化痰	脾胃虚弱，食量不多，气虚痰多，腹胀便溏
薯蓣丸	调理脾胃，益气和营	气血两虚，脾肺不足所致的虚劳、胃脘痛等

二、助阳剂

考点 6 ★★★　桂附地黄丸、右归丸、五子衍宗丸

助阳剂	功能	主治
桂附地黄丸（胶囊）	温补肾阳	肾阳不足，腰膝酸冷，肢体浮肿，小便不利或反多，痰饮喘咳，消渴
右归丸（胶囊）	温补肾阳，填精止遗	肾阳不足，命门火衰，腰膝酸冷，精神不振，怯寒畏冷，阳痿遗精，大便溏薄，尿频而清

续表

助阳剂	功能	主治
五子衍宗丸（片、口服液）	补肾益精	肾虚精亏所致的阳痿不育、遗精早泄等

考点7★★ 济生肾气丸、青娥丸

助阳剂	功能	主治
济生肾气丸（片）	温肾化气，利水消肿	肾阳不足、水湿内停所致肾虚水肿、腰膝酸重等
青娥丸	补肾强腰	肾虚腰痛，起坐不利，膝软乏力

三、养血剂

考点8★★★ 当归补血口服液、四物合剂

养血剂	功能	主治
当归补血口服液（丸、胶囊）	补养气血	气血两虚证
四物合剂	补血调经	血虚所致的面色萎黄、头晕眼花、心悸气短及月经不调

四、滋阴剂

考点9★★★ 六味地黄丸、左归丸、大补阴丸

滋阴剂	功能	主治
六味地黄丸（胶囊、颗粒、口服液、片、软胶囊）	滋阴补肾	肾阴亏损，头晕耳鸣，腰膝酸软，骨蒸潮热，盗汗遗精，消渴

续表

滋阴剂	功能	主治
左归丸	滋肾补阴	真阴不足，腰酸膝软，盗汗遗精，神疲口燥
大补阴丸	滋阴降火	阴虚火旺，潮热盗汗，咳嗽咯血，耳鸣遗精

考点 10 ★★　知柏地黄丸、河车大造丸、麦味地黄丸、玉泉丸、杞菊地黄丸

滋阴剂	功能	主治
知柏地黄丸	滋阴降火	阴虚火旺，潮热盗汗，口干咽痛，耳鸣遗精等
河车大造丸	滋阴清热，补肾益肺	肺肾两亏，虚劳咳嗽，骨蒸潮热，盗汗遗精等
麦味地黄丸（口服液）	滋肾养肺	肺肾阴亏，潮热盗汗，咽干咳血等
玉泉丸	清热养阴，生津止渴	阴虚内热所致的消渴；2型糖尿病
杞菊地黄丸（浓缩丸、片、口服液、胶囊）	滋肾养肝	肝肾阴亏，眩晕耳鸣，羞明畏光，迎风流泪等

五、补气养血剂

考点 11 ★★★　八珍颗粒、人参归脾丸、十全大补丸

补气养血剂	功能	主治
八珍颗粒（丸）	补气益血	气血两虚，面色萎黄，食欲不振，四肢乏力，月经过多
人参归脾丸	益气补血，健脾宁心	心脾两虚、气血不足所致的心悸、怔忡等；以及脾不统血所致的便血等
十全大补丸（口服液）	温补气血	气血两虚，面色苍白，气短心悸等

考点 12 ★★　人参养荣丸、健脾生血颗粒

补气养血剂	功能	主治
人参养荣丸	温补气血	心脾不足，气血两亏，形瘦神疲，食少便溏等
健脾生血颗粒（片）	健脾和胃，养血安神	脾胃虚弱及心脾两虚所致的血虚证；缺铁性贫血

六、补气养阴剂

考点 13 ★★★　生脉饮、人参固本丸

补气养阴剂	功能	主治
生脉饮（胶囊）	益气复脉，养阴生津	气阴两亏，心悸气短，脉微自汗
人参固本丸	滋阴益气，固本培元	阴虚气弱，虚劳咳嗽，心悸气短，骨蒸潮热等

考点 14 ★★　消渴丸、参芪降糖胶囊、养胃舒胶囊

补气养阴剂	功能	主治
消渴丸	滋肾养阴，益气生津	气阴两虚所致的消渴病；2型糖尿病
参芪降糖胶囊（颗粒、片）	益气养阴，健脾补肾	气阴两虚所致的消渴病；2型糖尿病
养胃舒胶囊（颗粒）	益气养阴，健胃和胃，行气导滞	脾胃气阴两虚所致的胃痛；慢性胃炎

七、阴阳双补剂

考点 15 ★★★　龟鹿二仙膏

阴阳双补剂	功能	主治
龟鹿二仙膏	温肾补精，补气养血	肾虚精亏所致的腰膝酸软、遗精、阳痿

八、补精养血剂

考点 16 ★★　七宝美髯丸

补精养血剂	功能	主治
七宝美髯丸（颗粒、口服液）	滋补肝肾	肝肾不足所致的须发早白、遗精早泄、头眩耳鸣、腰酸背痛

第十二节　安神剂

考点 1 ★　安神剂的功能与主治

本类药物以安神为主要作用，适用于心悸怔

忡、失眠健忘、烦躁不安、惊狂易怒等症状。

考点 2 ★ 安神剂的分类及各类的作用、主治

分类	作用	主治
补虚安神剂	滋阴养血、安神宁志	心肝阴血亏虚或心气不足，神志失养所致的虚烦不眠、心悸怔忡、健忘多梦等
解郁安神剂	疏肝解郁、安神定志	肝气郁结，扰及心神所致的失眠、焦虑、心烦、情志不舒等
清火安神剂	清心泻火、安神定志	心火旺盛，心神被扰所致心烦、失眠、心悸等

考点 3 ★ 安神剂的使用注意

安神剂中的部分中成药含有金石类药，多服易伤脾胃，对于脾胃虚弱者，更应注意中病即止。

一、补虚安神剂

考点 4 ★★★ 天王补心丹、枣仁安神液

补虚安神剂	功能	主治
天王补心丸	滋阴养血，补心安神	心阴不足，心悸健忘，失眠多梦，大便干燥
枣仁安神液（颗粒、胶囊）	养血安神	心血不足所致的失眠、健忘、心烦、头晕；神经衰弱症

考点 5 ★★　柏子养心丸、养血安神丸

补虚安神剂	功能	主治
柏子养心丸（片）	补气、养血、安神	心气虚寒，心悸易惊，失眠多梦，健忘
养血安神丸（片、糖浆）	滋阴养血，宁心安神	阴虚血少所致的头眩心悸、失眠健忘

二、解郁安神剂

考点 6 ★★　解郁安神颗粒

解郁安神剂	功能	主治
解郁安神颗粒	疏肝解郁，安神定志	情志不畅、肝郁气滞所致的失眠、心烦、焦虑、健忘；神经官能症、更年期综合征

三、清火安神剂

考点 7 ★★★　朱砂安神丸

清火安神剂	功能	主治
朱砂安神丸	清心养血，镇惊安神	心火亢盛、阴血不足证

第十三节　和解剂

考点 1 ★　和解剂的功能与主治

本类中成药主要具有和解少阳、调和肝脾等功效，适用于少阳病的寒热往来，肝脾不调所致的胁肋胀满、食欲不振等病证。

考点 2 ★ 和解剂的分类及各类的作用、主治

分类	作用	主治
和解少阳剂	和解少阳	伤寒邪在少阳所致的往来寒热、胸胁苦满、不欲饮食、心烦喜呕，以及口苦、咽干、目眩、脉弦等症状
调和肝脾剂	疏肝解郁、健脾、养血、调经	肝脾不调所致的胁肋胀痛、食欲不振、月经不调等

考点 3 ★ 和解剂的使用注意事项

本类成药以祛邪为主，体虚者不宜用。

一、和解少阳剂

考点 4 ★★★ 小柴胡颗粒

和解少阳剂	功能	主治
小柴胡颗粒（片）	解表散热，疏肝和胃	外感病邪犯少阳证

二、调和肝脾剂

考点 5 ★★★ 逍遥颗粒、加味逍遥丸

调和肝脾剂	功能	主治
逍遥颗粒（丸）	疏肝健脾，养血调经	肝郁脾虚所致的郁闷不舒、胸胁胀痛等
加味逍遥丸（口服液）	疏肝清热，健脾养血	肝郁血虚，肝脾不和，两胁胀痛等

第十四节　理气剂

考点1★　理气剂的功能与主治

　　本类中成药主要具有行气、降气之功，适用于肝气郁结、脾胃气滞、肝气犯胃、胃气上逆、肺气上逆等引发的病证。

考点2★　理气剂的分类及各类的作用、主治

分类	作用	主治
理气疏肝剂	行气、疏肝解郁、止痛	疾病所致的肝气郁滞
理气和中剂	行气、健脾消食	疾病所致的脾胃气滞

考点3★　理气剂的使用注意事项

　　本类中成药多属芳香辛燥之品，故不宜过服久服。气滞阴虚、阴虚火旺者及孕妇不宜使用。

一、理气疏肝剂

考点4★★★　四逆散、左金丸、柴胡疏肝丸、气滞胃痛颗粒、胃苏颗粒

理气疏肝剂	功能	主治
四逆散	透解郁热，疏肝理脾	肝气郁结所致的胁痛、痢疾
左金丸（胶囊）	泻火，疏肝，和胃，止痛	肝火犯胃，脘胁疼痛，口苦嘈杂等

续表

理气疏肝剂	功能	主治
柴胡舒肝丸	疏肝理气，消胀止痛	肝气不舒
气滞胃痛颗粒（片）	疏肝理气，和胃止痛	肝郁气滞，胸痞胀满，胃脘疼痛
胃苏颗粒	理气消胀，和胃止痛	气滞型胃脘痛；慢性胃炎及消化性溃疡

二、理气和中剂

考点5 ★★★　木香顺气丸

理气和中剂	功能	主治
木香顺气丸（颗粒）	行气化湿，健脾和胃	湿阻中焦、脾胃不和所致的湿滞脾胃证

考点6 ★★　越鞠丸

理气和中剂	功能	主治
越鞠丸	理气解郁，宽中除满	瘀热痰湿内生所致的脾胃气郁

第十五节　活血剂

考点1 ★　活血剂的功能与主治

　　本类中成药主要具有活血化瘀之功，兼有行气、止痛、益气、补阴、化痰、息风等作用，适用于气滞、气虚、风痰兼夹等引发的瘀血病证。

考点 2 ★　活血剂的分类及各类的作用、主治

分类	作用	主治
活血化瘀剂	活血化瘀	瘀血阻滞所致的胸痹或中风
活血行气剂	活血行气止痛	气滞血瘀所致的痛证
益气活血剂	益气活血、通络止痛	气虚血瘀所致的胸痹或中风
益气养阴活血剂	补气养阴、活血	气阴两虚、瘀血阻滞所致的胸痹
活血化痰息风剂	活血、化痰息风，或兼益气通络	瘀血夹风痰阻络、经络失养所致中风后遗症期或恢复期

考点 3 ★　活血剂的使用注意事项

本类中成药大多辛散温通，故月经过多、有出血倾向者慎用或忌用，孕妇忌用；药力较猛的活血剂，易伤正气，不宜过量或久服。

一、活血化瘀剂

考点 4 ★★★　复方丹参片

活血化瘀剂	功能	主治
复方丹参片	活血化瘀，理气止痛	气滞血瘀所致的胸痹

考点 5 ★★ 丹七片、血塞通颗粒、消栓通络胶囊、逐瘀通脉胶囊

活血化瘀剂	功能	主治
丹七片	活血化瘀，通脉止痛	瘀血痹阻所致的胸痹心痛、眩晕头痛、经期腹痛
血塞通颗粒	活血祛瘀，通脉活络	瘀血阻络所致的中风偏瘫、肢体活动不利等；中风后遗症及冠心病心绞痛
消栓通络胶囊	活血化瘀，温经通络	瘀血阻络所致的中风；缺血性中风及高脂血症
逐瘀通脉胶囊	破血逐瘀，通经活络	血瘀所致的眩晕；高血压、脑梗死、脑动脉硬化等

二、活血行气剂

考点 6 ★★★ 血府逐瘀口服液、元胡止痛片、速效救心丸、冠心苏合滴丸、心可舒胶囊

活血行气剂	功能	主治
血府逐瘀口服液（胶囊）	活血祛瘀，行气止痛	气滞血瘀所致的胸痹、头痛日久等
元胡止痛片（颗粒、胶囊、口服液、滴丸）	理气，活血，止痛	气滞血瘀所致的胃痛、胁痛、头痛及痛经
速效救心丸	行气活血，祛瘀止痛	气滞血瘀所致的冠心病、心绞痛
冠心苏合滴丸（丸、软胶囊、胶囊）	理气，宽胸，止痛	寒凝气滞、心脉不通所致的胸痹；冠心病心绞痛

续表

活血行气剂	功能	主治
心可舒胶囊（片）	活血化瘀，行气止痛	气滞血瘀引起的胸闷、心悸等；冠心病心绞痛、高血脂、高血压、心律失常

考点 7 ★★　九气拈痛丸

活血行气剂	功能	主治
九气拈痛丸	理气，活血，止痛	气滞血瘀所致的胸胁胀满疼痛、痛经

三、益气活血剂

考点 8 ★★★　麝香保心丸

益气活血剂	功能	主治
麝香保心丸	芳香温通，益气强心	气滞血瘀所致的胸痹；心肌缺血所致的心绞痛、心肌梗死

考点 9 ★★　消栓胶囊、通心络胶囊、诺迪康胶囊

益气活血剂	功能	主治
消栓胶囊（口服液）	补气活血通络	中风气虚血瘀证；缺血性中风
通心络胶囊	益气活血，通络止痛	心气虚乏、血瘀络阻证所致的冠心病心绞痛；气虚血瘀阻络型中风病
诺迪康胶囊	益气活血，通脉止痛	气虚血瘀所致胸痹；冠心病心绞痛

四、益气养阴活血剂

考点 10 ★★★　参松养心胶囊

益气养阴活血剂	功能	主治
参松养心胶囊	益气养阴，活血通络，清心安神	冠心病室性早搏属气阴两虚、心络瘀阻证

考点 11 ★★　稳心颗粒、益心舒胶囊

益气养阴活血剂	功能	主治
稳心颗粒	益气养阴，活血化瘀	气阴两虚、心脉瘀阻所致的心悸；室性早搏、房性早搏
益心舒胶囊	益气复脉，活血化瘀，养阴生津	气阴两虚、瘀血阻脉所致的胸痹；冠心病心绞痛

五、活血化瘀息风剂

考点 12 ★★　人参再造丸、华佗再造丸、抗栓再造丸

活血化瘀息风剂	功能	主治
人参再造丸	益气养血，祛风化痰，活血通络	气虚血瘀、风痰阻络所致的中风
华佗再造丸	活血化瘀，化痰通络，行气止痛	痰瘀阻络之中风恢复期和后遗症期
抗栓再造丸	活血化瘀，舒筋通络，息风镇痉	瘀血阻窍、脉络失养所致的中风；中风恢复期及后遗症期

第十六节　止血剂

考点 1 ★　止血剂的功能与主治

本类中成药主要有止血之功，兼有清热凉血或活血化瘀作用，适用于各种原因引发的出血病证。

考点 2 ★　止血剂的分类及各类的作用、主治

分类	作用	主治
凉血止血剂	凉血止血	血热所致的出血
化瘀止血剂	化瘀止血	瘀血所致的出血

考点 3 ★　止血剂的使用注意事项

出血量多而急迫者，不宜单用中药止血剂，应采取综合急救措施。出血无瘀血者不宜用化瘀止血药。

一、凉血止血剂

考点 4 ★★　槐角丸

凉血止血剂	功能	主治
槐角丸	清肠疏风，凉血止血	血热所致的肠风便血、痔疮肿痛

二、化瘀止血剂

考点 5 ★★★　三七片

化瘀止血剂	功能	主治
三七片	散瘀止血，消肿止痛	出血兼瘀血证

考点 6 ★★　止血定痛片

化瘀止血剂	功能	主治
止血定痛片	散瘀，止血，止痛	十二指肠溃疡疼痛、出血，胃酸过多

第十七节　消导剂

考点 1 ★　消导剂的功能与主治

本类中成药具有消食健脾或化积导滞作用，主要适用于饮食停滞所致的脘腹胀满、嗳气吞酸、恶心呕吐、大便失常、消化不良等。

考点 2 ★　消导剂的分类及各类的作用、主治

分类	作用	主治
消积导滞剂	消食、化积、和胃	饮食积滞所致的胸脘痞闷、嗳腐吞酸、恶食、呕逆、腹痛、泄泻等
健脾消食剂	健脾、和胃、消食化积	脾虚食滞所致的脘腹痞满、不思饮食、面黄、体瘦、倦怠乏力、大便溏薄等

考点 3 ★　消导剂的使用注意事项

本类部分中成药有一定的致泻作用，不宜长期使用；食欲不振属体虚无实者不宜使用；服药期间忌食生冷、辛辣、油腻及不易消化的食物；对脾胃素虚或积滞日久者，应攻补兼施，以免耗伤正气。

一、消积导滞剂

考点 4 ★★★　保和丸、枳实导滞丸

消积导滞剂	功能	主治
保和丸	消食，导滞，和胃	食积停滞，脘腹胀满，嗳腐吞酸，不欲饮食
枳实导滞丸	消积导滞，清利湿热	饮食积滞、湿热内阻所致的脘腹胀痛等

考点 5 ★★　六味安消散

消积导滞剂	功能	主治
六味安消散（胶囊）	和胃健脾，消积导滞，活血止痛	脾胃不和、积滞内停所致的胃痛胀满等

二、健脾消食剂

考点 6 ★★　开胃健脾丸

健脾消食剂	功能	主治
开胃健脾丸	健脾和胃	脾胃虚弱、中气不和所致的泄泻、痞满；消化不良

第十八节　治风剂

考点1★　治风剂的功能与主治

本类中成药主要具有疏散外风、平息内风作用，适用于外风、内风所致病证。

考点2★　治风剂的分类及各类的作用主治

分类	作用	主治
疏散外风剂	疏风、止痛、除湿、止痒	外感风邪所致头痛、眩晕、面瘫等
平肝息风剂	息风止痉、平抑肝阳、清热泻火、滋补肝肾、补血	脑动脉硬化、原发性高血压、缺血性脑中风、血管神经性头痛、神经衰弱等

考点3★　治风剂的使用注意事项

本类中成药应严格区分外风和内风，合理选用祛风制剂。针对内风，要在明确病因病机的基础上选用本剂。

一、疏散外风剂

考点4★★★　川芎茶调散

疏散外风剂	功能	主治
川芎茶调散（丸、颗粒、口服液、袋泡剂）	疏风止痛	外感风邪所致的头痛，或有恶寒、发热、鼻塞

考点 5 ★★　苇菊上清丸、正天丸

疏散外风剂	功能	主治
苇菊上清丸	清热解表，散风止痛	外感风邪引起的恶风身热、偏正头痛等
正天丸（胶囊）	疏风活血，养血平肝，通络止痛	外感风邪、瘀血阻络、血虚失养、肝阳上亢引起的偏头痛、紧张性头痛等

二、平肝息风剂

考点 6 ★★★　天麻钩藤颗粒、脑立清丸

平肝息风剂	功能	主治
天麻钩藤颗粒	平肝息风，清热安神	肝阳上亢所致的头痛、眩晕等；高血压
脑立清丸（胶囊）	平肝潜阳，醒脑安神	肝阳上亢所致的头晕目眩、耳鸣口苦等；高血压

考点 7 ★★　松龄血脉康胶囊

平肝息风剂	功能	主治
松龄血脉康胶囊	平肝潜阳，镇心安神	肝阳上亢所致的头痛、眩晕等；高血压及原发性高脂血症

第十九节　祛湿剂

考点 1 ★　祛湿剂的功能与主治

本类中成药主要具有祛除水湿之功，兼有清

热、利胆、止泻、温阳等作用，适用于水湿、痰湿、湿浊、湿热等引发的病证。

考点 2 ★　祛湿剂的分类及各类的作用、主治

分类	作用	主治
清利消肿剂	清热、利水湿、消肿	水湿内蕴化热所致的水肿
利尿通淋剂	清热通淋、利尿排石	水湿内蕴、化热下注所致的淋浊、癃闭
清利肝胆剂	清肝、利胆、退黄、排石	肝胆湿热所致的胁痛、黄疸
清热燥湿止泻剂	清热燥湿、止泻止痢	大肠湿热所致的泄泻、痢疾
温化水湿剂	温阳化气、利水消肿	阳虚水湿不化所致的水肿、癃闭

考点 3 ★　祛湿剂的使用注意事项

　　本类中成药大多苦寒清燥或清利，有伤阳伤津之弊，故阳虚有寒或阴虚津亏者慎用。温化水湿剂则温燥渗利，有伤阴助热之弊，故水肿有热或阴虚有热者忌用。

一、清利消肿剂

考点 4 ★★　肾炎四味片、肾炎康复片

清利消肿剂	功能	主治
肾炎四味片	清热利尿，补气健脾	湿热内蕴兼气虚所致的水肿；慢性肾炎

续表

清利消肿剂	功能	主治
肾炎康复片	益气养阴，健脾补肾，清解余毒	气阴两虚，脾肾不足，水湿内停所致的体虚浮肿；慢性肾炎、蛋白尿、血尿

二、利尿通淋剂

考点 5 ★★★　八正合剂、三金片、排石颗粒

利尿通淋剂	功能	主治
八正合剂	清热，利尿，通淋	湿热下注所致的淋证
三金片（颗粒、胶囊）	清热解毒，利湿通淋，益肾	下焦湿热所致的热淋；急慢性肾盂肾炎、膀胱炎、尿路感染
排石颗粒	清热利水，通淋排石	下焦湿热所致的石淋；泌尿系统结石

考点 6 ★★　癃闭舒胶囊、癃清片

利尿通淋剂	功能	主治
癃闭舒胶囊	益肾活血，清热通淋	肾气不足、湿热瘀阻所致的癃闭；前列腺增生症
癃清片（胶囊）	清热解毒，凉血通淋	下焦湿热所致的热淋，慢性前列腺炎之湿热蕴结兼瘀血证

三、清利肝胆剂

考点 7 ★★★　茵栀黄口服液

清利肝胆剂	功能	主治
茵栀黄口服液	清热解毒，利湿退黄	肝胆湿热所致的黄疸；急、慢性肝炎

考点 8 ★★　茵陈五苓丸、消炎利胆片

清利肝胆剂	功能	主治
茵陈五苓丸	清湿热，利小便	肝胆湿热、脾肺郁结所致的黄疸
消炎利胆片（胶囊、颗粒）	清热，祛湿，利胆	肝胆湿热所致的胁痛、口苦；急性胆囊炎、胆管炎

四、清热燥湿止泻剂

考点 9 ★★★　香连丸（片）

清热燥湿止泻剂	功能	主治
香连丸（片）	清热化湿，行气止痛	大肠湿热所致的痢疾；肠炎、细菌性痢疾

考点 10 ★★　香连化滞丸

清热燥湿止泻剂	功能	主治
香连化滞丸	清热利湿，行血化滞	大肠湿热所致的痢疾

五、温化水湿剂

考点 11 ★★★　五苓散、萆薢分清饮

温化水湿剂	功能	主治
五苓散（片）	温阳化气，利湿行水	阳不化气、水湿内停所致的水肿
萆薢分清丸	分清化浊，温肾利湿	肾不化气、清浊不分所致的白浊、小便频数

第二十节　蠲痹剂

考点 1 ★　蠲痹剂的功能与主治

本类中成药主要具有祛邪活络、通痹止痛作用，适用于寒湿、湿热、瘀血和正虚痹阻等引发的病证。

考点 2 ★　蠲痹剂的分类及各类的作用、主治

分类	作用	主治
祛寒通痹剂	祛风散寒、除湿、活血通络、止痛	风寒湿痹阻所致的痹证
清热通痹剂	清热燥湿、通络止痛	湿热痹阻所致的痹证
活血通痹剂	活血化瘀、通络止痛	瘀血痹阻所致的痹证
补虚通痹剂	补益肝肾、强壮筋骨、祛风湿	肝肾不足、气血两虚所致的痹证

考点 3 ★　蠲痹剂的使用注意事项

本类中成药含有川乌、草乌等毒性药物，不

宜过量和久用。针对不同的适应证，四类蠲痹通络制剂应当辨证选用，不宜交叉使用。辛散温燥之品，易伤阴血，阴血不足者慎用。

一、祛寒通痹剂

考点 4 ★★★　小活络丸

祛寒通痹剂	功能	主治
小活络丸	祛风散寒，化痰除湿，活血止痛	风寒湿邪闭阻、痰瘀阻络所致的痹证

考点 5 ★★　木瓜丸、风湿骨痛丸

祛寒通痹剂	功能	主治
木瓜丸	祛风散寒，除湿通络	风寒湿闭阻所致的痹证
风湿骨痛丸（胶囊）	温经散寒，通络止痛	寒湿闭阻经络所致的痹证；风湿性关节炎

二、清热通痹剂

考点 6 ★★★　四妙丸

清热通痹剂	功能	主治
四妙丸	清热利湿	湿热下注所致的痹证

考点 7 ★★　痛风定胶囊

清热通痹剂	功能	主治
痛风定胶囊	清热祛湿，活血通络定痛	湿热瘀阻所致的痹证；痛风

三、活血通痹剂

考点 8 ★★　颈复康颗粒

活血通痹剂	功能	主治
颈复康颗粒	活血通络，散风止痛	风湿瘀阻所致的颈椎病

四、补虚通痹剂

考点 9 ★★★　独活寄生合剂、仙灵骨葆胶囊、尪痹颗粒

补虚通痹剂	功能	主治
独活寄生合剂	养血舒筋，祛风除湿，补益肝肾	风寒湿闭阻、肝肾两亏、气血不足所致的痹证
仙灵骨葆胶囊	滋补肝肾，活血通络，强筋壮骨	肝肾不足、瘀血阻络所致的骨质疏松症
尪痹颗粒（片）	补肝肾，强筋骨，祛风湿，通经络	肝肾不足、风湿痹阻所致的尪痹；类风湿关节炎

考点 10 ★★　天麻丸、壮腰健肾丸

补虚通痹剂	功能	主治
天麻丸（片）	祛风除湿，通络止痛，补益肝肾	风湿痹阻、肝肾不足所致的痹证
壮腰健肾丸（口服液）	壮腰健肾，祛风活络	肾亏腰痛，风湿骨痛

第二章　外科、皮肤科
常用中成药

第一节　治疮疡剂

一、解毒消肿剂

考点1★★★　连翘败毒丸、牛黄醒消丸

解毒消肿剂	功能	主治
连翘败毒丸	清热解毒，消肿止痛	热毒蕴结肌肤所致的疮疡
牛黄醒消丸	清热解毒，活血祛瘀，消肿止痛	热毒郁滞、痰瘀互结所致的痈疽发背、瘰疬流注等

考点2★★　如意黄金散

解毒消肿剂	功能	主治
如意金黄散	清热解毒，消肿止痛	热毒瘀滞肌肤所致疮疡肿痛、丹毒流注；跌打损伤

二、生肌敛疮剂

考点 3 ★★　生肌玉红膏、紫草膏、拔毒生肌散

生肌敛疮剂	功能	主治
生肌玉红膏	解毒，去腐，生肌	热毒壅盛所致的疮疡；乳痈
紫草膏	化腐生肌，解毒止痛	热毒蕴结所致的溃疡
拔毒生肌散	拔毒生肌	热毒内蕴所致的溃疡

三、清热消痤剂

考点 4 ★★　当归苦参丸

清热消痤剂	功能	主治
当归苦参丸	活血化瘀，燥湿清热	湿热瘀阻所致的粉刺、酒齄

第二节　治烧伤剂

清解收敛剂

考点 ★★　京万红软膏

清解收敛剂	功能	主治
京万红软膏	活血解毒，消肿止痛，去腐生肌	轻度水、火烫伤，疮疡肿痛、创面溃烂

第三节　治瘰核乳癖剂

散结消核剂

考点1★★★　小金丸、乳癖消胶囊

散结消核剂	功能	主治
小金丸（胶囊）	散结消肿，化瘀止痛	痰气凝滞所致的瘰疬、瘿瘤、乳岩、乳癖
乳癖消胶囊（颗粒、片）	软坚散结，活血消痈，清热解毒	痰热互结所致的乳癖、乳痈；乳腺增生、乳腺炎

考点2★★　内消瘰疬丸、阳和解凝膏

散结消核剂	功能	主治
内消瘰疬丸	化痰，软坚，散结	痰湿凝滞所致的瘰疬
阳和解凝膏	温阳化湿，消肿散结	脾肾阳虚、痰瘀互结所致的阴疽、瘰疬未溃等

第四节　治痔肿剂

清肠消痔剂

考点1★★★　地榆槐角丸

清肠消痔剂	功能	主治
地榆槐角丸	疏风凉血，泻热润燥	脏腑实热、大肠火盛所致的肠风便血、痔疮肛瘘等

考点 2 ★★　马应龙麝香痔疮膏

清肠消痔剂	功能	主治
马应龙麝香痔疮膏	清热燥湿，活血消肿，去腐生肌	湿热瘀阻所致的各类痔疮、肛裂；肛周湿疹

第五节　治疹痒剂

祛风止痒剂

考点 ★★　消风止痒颗粒、消银颗粒

祛风止痒剂	功能	主治
消风止痒颗粒	清热除湿，消风止痒	风湿热邪蕴阻肌肤所致湿疮、风疹瘙痒、小儿瘾疹；湿疹、皮肤瘙痒症、丘疹性荨麻疹
消银颗粒（片）	清热凉血，养血润肤，祛风止痒	血热风燥型白疕和血虚风燥型白疕

第三章　妇科常用中成药

第一节　调经剂

考点1★　调经剂的功能与主治

本类中成药主要有活血破瘀、疏肝理气、滋阴益气、固崩止血、温经散寒等作用。适用于瘀血内停、肝郁气滞、阴虚内热、气血两虚，以及寒凝血瘀所致的月经不调、崩漏、绝经前后诸证，亦兼治产后恶露不尽等证。

考点2★　调经剂的分类及各类的作用、主治

分类	作用	主治
活血行气调经剂	活血化瘀、通经消癥、疏肝解郁、调经止痛	瘀滞所致的癥瘕、闭经、月经不调，产后瘀滞腹痛等，以及肝郁气滞兼血虚或血瘀的月经不调、痛经等证
补虚扶正调经剂	滋阴清热、益气养血、补虚调经	阴虚血热的月经先期等证，以及气血两虚兼有气滞或血瘀的月经不调
温经活血调经剂	温经散寒、暖宫祛瘀	寒凝血滞的月经不调、痛经

续表

分类	作用	主治
固崩止血剂	滋阴清热、凉血止血	阴虚血热的月经先期、量多，以及血热崩漏等
安坤除烦剂	滋阴清热、除烦安神	绝经前后诸证

考点 3 ★　调经剂的使用注意事项

本类部分中成药含活血甚则破血之品，不宜过量久服，孕妇及气虚体弱者当慎用。

一、活血行气调经剂

考点 4 ★★★　大黄䗪虫丸、益母草颗粒、七制香附丸

活血行气调经剂	功能	主治
大黄䗪虫丸	活血破瘀，通经消癥	瘀血内停所致的癥瘕、闭经
益母草颗粒（膏、胶囊、口服液）	活血调经	血瘀所致的月经不调、产后恶露不绝；产后子宫复旧不全
七制香附丸	舒肝理气，养血调经	气滞血虚所致的痛经、月经量少、闭经

考点 5 ★★　妇科十味片

活血行气调经剂	功能	主治
妇科十味片	养血舒肝，调经止痛	血虚肝郁所致月经不调、痛经、月经前后诸证

二、补虚扶正调经剂

考点 6 ★★★　安坤颗粒、八珍益母丸、乌鸡白凤丸

补虚扶正调经剂	功能	主治
安坤颗粒	滋阴清热，养血调经	阴虚血热所致的月经先期、月经量多、经期延长
八珍益母丸（胶囊）	益气养血，活血调经	气血两虚兼有血瘀所致的月经不调
乌鸡白凤丸（片）	补气养血，调经止带	气血两虚，身体瘦弱，腰膝酸软等

考点 7 ★★　女金丸

补虚扶正调经剂	功能	主治
女金丸	益气养血，理气活血，止痛	气血两虚、气滞血瘀所致的月经不调

三、温经活血调经剂

考点 8 ★★★　艾附暖宫丸

温经活血调经剂	功能	主治
艾附暖宫丸	理气养血，暖宫调经	血虚气滞、下焦虚寒所致的月经不调、痛经

考点 9 ★★　少腹逐瘀丸

温经活血调经剂	功能	主治
少腹逐瘀丸（颗粒）	温经活血，散寒止痛	寒凝血瘀所致的月经后期、痛经、产后腹痛

四、固崩止血剂

考点 10 ★★★　固经丸

固崩止血剂	功能	主治
固经丸	滋阴清热，固经止带	阴虚血热所致的月经先期；赤白带下

考点 11 ★★　宫血宁胶囊

固崩止血剂	功能	主治
宫血宁胶囊	凉血止血，清热除湿，化瘀止痛	血热所致的崩漏下血、月经过多，产后或流产后宫缩不良出血及子宫功能性出血，以及慢性盆腔炎属湿热瘀结所致者

五、安坤除烦剂

考点 12 ★★★　更年安片、坤宝丸

安坤除烦剂	功能	主治
更年安片	滋阴清热，除烦安神	肾阴虚所致的绝经前后诸证；更年期综合征
坤宝丸	滋补肝肾，养血安神	肝肾阴虚所致的绝经前后诸证；更年期综合征

第二节　止带剂

考点 1 ★　止带剂的功能与主治

本类中成药主要有健脾补肾、清热利湿、燥湿解毒等作用，适用于脾肾两虚、湿热下注，或

湿热夹瘀所致的带下病，亦兼治月经不调。

考点 2 ★ 止带剂的分类及各类的作用、主治

分类	作用	主治
健脾祛湿止带剂	健脾补肾、祛湿止带	脾肾两虚所致的带下证
清热祛湿止带剂	清热利湿、燥湿解毒、杀虫止痒	湿热下注或湿热瘀滞所致的带下证

考点 3 ★ 止带剂的使用注意事项

本类中的外用制剂须清洁阴部，避开经期使用；内服制剂中部分清热祛湿剂所含苦寒清热药较多，应注意苦燥伤阴。

一、健脾祛湿止带剂

考点 4 ★★ 千金止带丸

健脾祛湿止带剂	功能	主治
千金止带丸	健脾补肾，调经止带	脾肾两虚所致的月经不调、带下病

二、清热祛湿止带剂

考点 5 ★★★ 花红颗粒

清热祛湿止带剂	功能	主治
花红颗粒（片）	清热解毒，燥湿止带，祛瘀止痛	湿热瘀滞所致带下病、月经不调；慢性盆腔炎、附件炎、子宫内膜炎

考点 6 ★★★　白带丸、妇科千金片、妇炎平胶囊、消糜栓、保妇康栓

清热祛湿止带剂	功能	主治
白带丸	清热，除湿，止带	湿热下注所致的带下病
妇科千金片	清热除湿，益气化瘀	湿热瘀阻所致的带下病、腹痛；慢性盆腔炎、子宫内膜炎、慢性宫颈炎
妇炎平胶囊	清热解毒，燥湿止带，杀虫止痒	湿热下注所致的带下病、阴痒；滴虫、霉菌、细菌引起的阴道炎、外阴炎
消糜栓	清热解毒，燥湿杀虫，去腐生肌	湿热下注所致的带下病；滴虫性阴道炎、霉菌性阴道炎、非特异性阴道炎、宫颈糜烂
保妇康栓（泡沫剂）	行气破瘀，生肌止痛	湿热瘀滞所致的带下病；霉菌性阴道炎、老年性阴道炎、宫颈糜烂

第三节　产后康复剂

考点 1 ★　产后康复剂的功能与主治

　　本类中成药主要有补虚活血、通络下乳等作用，适用于产后恶露不尽、淋沥腹痛，或乳少、乳汁不通等。

考点 2 ★　产后康复剂的分类及各类的作用、主治

分类	作用	主治
化瘀生新剂	养血活血、祛瘀通经	寒凝瘀滞或气虚血瘀所致的产后恶露不绝，或行而不畅，或淋沥不断等
调理通乳剂	下乳	产后肝郁乳汁不通，或气血亏虚的少乳、无乳或乳汁不通等

考点 3 ★　产后康复剂的使用注意事项

　　本类中的化瘀生新剂大多为辛香活血之品，故血热所致的恶露不尽，或产后出血量多且不止者不宜使用。服用调理通乳剂时，应注意饮食清淡，忌食辛辣。

一、化瘀生新剂

考点 4 ★★★　生化丸

化瘀生新剂	功能	主治
生化丸	养血祛瘀	产后受寒、寒凝血瘀所致的产后病

考点 5 ★★　产复康颗粒

化瘀生新剂	功能	主治
产复康颗粒	补气养血，祛瘀生新	气虚血瘀所致的产后恶露不绝

二、调理通乳剂

考点 6 ★★　下乳涌泉散、通乳颗粒

调理通乳剂	功能	主治
下乳涌泉散	舒肝养血，通乳	肝郁气滞所致的产后乳汁过少
通乳颗粒	益气养血，通络下乳	产后气血亏损，乳少，无乳，乳汁不通

第四节　疗杂病剂

活血消癥剂

考点 ★★　桂枝茯苓丸

活血消癥剂	功能	主治
桂枝茯苓丸	活血，化瘀，消癥	妇人素有癥块，或血瘀经闭，经行腹痛，以及产后恶露不尽等

第四章　儿科常用中成药

第一节　解表剂

考点 1 ★　解表剂的功能与主治

本类中成药主要有疏散风热、发散风寒之功，兼有泻火利咽、宣肺化痰等作用，用于外感表证。

考点 2 ★　解表剂的分类及各类的作用、主治

分类	作用	主治
疏散风热剂	疏风清热、宣肺利咽	小儿风热外感
发散风寒剂	发散风寒、祛痰止咳	小儿风寒外感

考点 3 ★　解表剂的使用注意事项

本类中成药大多辛散，有伤阳耗津之弊，应中病即止。

一、疏散风热剂

考点 4 ★★　小儿热速清口服液、儿感清口服液

疏散风热剂	功能	主治
小儿热速清口服液	清热解毒，泻火利咽	小儿外感风热所致的感冒

续表

疏散风热剂	功能	主治
儿感清口服液	解表清热，宣肺化痰	小儿外感风寒、肺胃蕴热证

二、发散风寒剂

考点 5 ★★　解肌宁嗽丸

发散风寒剂	功能	主治
解肌宁嗽丸	解表宣肺，止咳化痰	外感风寒、痰浊阻肺所致的小儿感冒发热、咳嗽痰多

第二节　清热剂

考点 1 ★　清热剂的使用注意事项

本类中成药大多为苦寒之品，易伤脾胃，故脾胃虚弱之食少便溏者慎用。不宜久服，应中病即止。

清热解毒消肿剂

考点 2 ★★　小儿咽扁颗粒、小儿化毒散

清热解毒消肿剂	功能	主治
小儿咽扁颗粒	清热利咽，解毒止痛	小儿肺卫热盛所致的喉痹、乳蛾；急性咽炎、急性扁桃体炎

续表

清热解毒消肿剂	功能	主治
小儿化毒散（胶囊）	清热解毒，活血消肿	热毒内蕴、毒邪未尽所致的口疮肿痛、疮疡溃烂、烦躁口渴、大便秘结

第三节　止泻剂

考点1★　止泻剂的分类及各类的作用、主治

分类	作用	主治
清利止泻剂	清热、利湿、止泻	湿热蕴结大肠所致的小儿泄泻
健脾止泻剂	健脾益气、养胃消食、渗湿止泻	脾虚所致的小儿泄泻

考点2★　止泻剂的使用注意事项

　　本类中成药中的清利止泻类大多为苦泄清利之品，故虚寒性腹泻不宜使用。反之，健脾止泻类中大多为补益健脾之品，故湿热、邪实之泄泻当慎用。

一、清利止泻剂
考点 3 ★★★　小儿泻速停颗粒

清利止泻剂	功能	主治
小儿泻速停颗粒	清热利湿，健脾止泻，缓急止痛	小儿湿热蕴结大肠所致的泄泻；小儿秋季腹泻及迁延性、慢性腹泻

二、健脾止泻剂
考点 4 ★★　止泻灵颗粒、健脾康儿片

健脾止泻剂	功能	主治
止泻灵颗粒	健脾益气，渗湿止泻	脾胃虚弱所致的泄泻、大便溏泄等；慢性肠炎
健脾康儿片	健脾养胃，消食止泻	脾胃气虚所致的泄泻

第四节　消导剂

考点 1 ★　消导剂的分类及各类的作用、主治

分类	作用	主治
消食导滞剂	消食化积、通便导滞	小儿食积停滞证，以及小儿食积便秘
健脾消食剂	健脾和胃、消食除积、驱虫	小儿脾胃气虚、食积不化所致的疳积，以及小儿消化不良、虫积腹痛

考点 2 ★　消导剂的使用注意事项

本类中成药大多为消积、行气之品，易耗气，故脾胃虚弱或无积滞者当慎用。

一、消食导滞剂

考点 3 ★★　小儿消食片、小儿化食丸、一捻金

消食导滞剂	功能	主治
小儿消食片	消食化滞，健脾和胃	食滞肠胃所致的积滞
小儿化食丸	消食化滞，泻火通便	食滞化热所致的积滞
一捻金	消食导滞，祛痰通便	脾胃不和、痰食阻滞所致的积滞

二、健脾消食剂

考点 4 ★★　健脾消食丸、肥儿丸

健脾消食剂	功能	主治
健脾消食丸	健脾，和胃，消食，化滞	脾胃气虚所致的疳证
肥儿丸	健胃消积，驱虫	小儿消化不良，虫积腹痛面黄肌瘦，食少腹胀泄泻

第五节　止咳喘剂

考点 1 ★　止咳喘剂的使用注意事项

本类中成药大多以泻肺实、止痰嗽为主，故

体虚咳喘者慎用。

清宣降气化痰剂

考点 2 ★★★　小儿咳喘灵颗粒、鹭鸶咯丸、儿童清肺丸

清宣降气化痰剂	功能	主治
小儿咳喘灵颗粒（口服液）	宣肺清热，止咳祛痰，平喘	小儿外感风热所致的感冒、咳喘；上呼吸道感染、支气管炎、肺炎
鹭鸶咯丸	宣肺，化痰，止咳	痰浊阻肺所致的顿咳、咳嗽；百日咳
儿童清肺丸（合剂）	清肺，解表，化痰，止嗽	小儿风寒外束、肺经痰热所致的面赤身热等

考点 3 ★★　清宣止咳颗粒、小儿消积止咳口服液

清宣降气化痰剂	功能	主治
清宣止咳颗粒	疏风清热，宣肺止咳	小儿外感风热所致的咳嗽
小儿消积止咳口服液	清热肃肺，消积止咳	小儿饮食积滞、痰热蕴肺所致的咳嗽等

第六节　补虚剂

考点 1 ★　补虚剂的使用注意事项

本类中成药大多为甘补之品，有滞邪之弊，故邪实或湿热证者慎用。

益气养阴剂

考点2 ★★★ 龙牡壮骨颗粒

益气养阴剂	功能	主治
龙牡壮骨颗粒	强筋壮骨，和胃健脾	治疗和预防小儿佝偻病、软骨病；对小儿多汗、夜惊、食欲不振、消化不良、发育迟缓也有治疗作用

第七节 镇惊息风剂

考点1 ★ 镇惊息风剂的使用注意事项

本类中成药主要用于急惊风之实证，脾虚慢惊风不宜使用。

治急惊剂

考点2 ★★★ 琥珀抱龙丸、牛黄抱龙丸

治急惊剂	功能	主治
琥珀抱龙丸	清热化痰，镇静安神	饮食内伤所致的痰食型急惊风
牛黄抱龙丸	清热镇惊，祛风化痰	小儿风痰壅盛所致的惊风

第五章　眼科常用中成药

第一节　清热剂

一、清热散风明目剂

考点1★★★　明目蒺藜丸、明目上清片

清热散风明目剂	功能	主治
明目蒺藜丸	清热散风,明目退翳	上焦火盛引起的暴发火眼、云蒙障翳等
明目上清片	清热散风,明目止痛	外感风热所致的暴发火眼、红肿作痛等

二、清热泻火明目剂

考点2★★　八宝眼药散、黄连羊肝丸

清热泻火明目剂	功能	主治
八宝眼药散	消肿止痛,退翳明目	肝胃火盛所致的目赤肿痛、眼缘溃烂等
黄连羊肝丸	泻火明目	肝火旺盛所致的目赤肿痛,视物昏暗等

第二节 扶正剂

一、滋阴养肝明目剂

考点1★★★ 明目地黄丸、石斛夜光颗粒

滋阴养肝明目剂	功能	主治
明目地黄丸	滋肾，养肝，明目	肝肾阴虚所致的目涩畏光、视物模糊、迎风流泪
石斛夜光颗粒（丸）	滋阴补肾，清肝明目	肝肾两亏、阴虚火旺所致的内障目暗，视物昏花

考点2★★ 障眼明片

滋阴养肝明目剂	功能	主治
障眼明片	补益肝肾，退翳明目	肝肾不足所致的干涩不舒、单眼复视等；早、中期年龄相关性白内障

二、益气养阴化瘀明目剂

考点3★★ 复方血栓通胶囊

益气养阴化瘀明目剂	功能	主治
复方血栓通胶囊	活血化瘀，益气养阴	血瘀兼气阴两虚证的视网膜静脉阻塞；以及血瘀兼气阴两虚的稳定型劳累性心绞痛

第六章 耳鼻喉、口腔科 常用中成药

第一节 治耳聋耳鸣剂

一、清肝利耳剂

考点1★★ 耳聋丸

清肝 利耳剂	功能	主治
耳聋丸	清肝泻火，利湿通窍	肝胆湿热所致的头晕头痛、耳聋耳鸣、耳内流脓

二、益肾聪耳剂

考点2★★ 耳聋左慈丸

益肾 聪耳剂	功能	主治
耳聋左慈丸	滋肾平肝	肝肾阴虚所致的耳鸣耳聋、头晕目眩

第二节　治鼻鼽鼻渊剂

一、清宣通窍剂

考点1★★★　鼻炎康片、千柏鼻炎片

清宣通窍剂	功能	主治
鼻炎康片	清热解毒，宣肺通窍，消肿止痛	风邪蕴肺所致的急、慢性鼻炎，过敏性鼻炎
千柏鼻炎片	清热解毒，活血祛风，宣肺通窍	风热犯肺、内郁化火、凝滞气血所致的鼻塞、鼻痒气热等；急慢性鼻炎、急慢性鼻窦炎

二、清化通窍剂

考点2★★★　藿胆丸

清化通窍剂	功能	主治
藿胆丸	芳香化浊，清热通窍	湿浊内蕴、胆经郁火所致的鼻塞、流清涕或浊涕等

三、散风通窍剂

考点3★★　鼻渊舒胶囊、辛芩颗粒

散风通窍剂	功能	主治
鼻渊舒胶囊（口服液）	疏风清热，祛湿通窍	鼻炎、鼻窦炎属肺经风热及胆腑郁热证者
辛芩颗粒	益气固表，祛风通窍	肺气不足、风邪外袭所致的鼻痒、喷嚏等；过敏性鼻炎

第三节　治咽肿声哑剂

一、清解利咽剂

考点1 ★★★　六神丸

清解利咽剂	功能	主治
六神丸	清热解毒，消肿利咽，化腐止痛	烂喉丹痧，咽喉肿痛等

考点2 ★★　冰硼散、桂林西瓜霜、复方鱼腥草片

清解利咽剂	功能	主治
冰硼散	清热解毒，消肿止痛	热毒蕴结所致的咽喉疼痛、牙龈肿痛、口舌生疮
桂林西瓜霜（胶囊、含片）	清热解毒，消肿止痛	风热上攻、肺胃热盛所致的乳蛾、喉痹、口糜；急慢性咽炎、扁桃体炎、口腔炎、口腔溃疡、牙龈炎及轻度烫伤（表皮未破）者
复方鱼腥草片	清热解毒	外感风热所致的急喉痹、急乳蛾；急性咽炎、急性扁桃体炎

二、滋润利咽剂

考点3 ★★　玄麦甘桔含片、清音丸

滋润利咽剂	功能	主治
玄麦甘桔含片（颗粒）	清热滋阴，祛痰利咽	阴虚火旺，虚火上浮，口鼻干燥，咽喉肿痛

续表

滋润利咽剂	功能	主治
清音丸	清热利咽，生津润燥	肺热津亏，咽喉不利，口舌干燥，声哑失音

三、化腐利咽剂
考点 4 ★★　锡类散、珠黄散

化腐利咽剂	功能	主治
锡类散	解毒化腐，敛疮	心胃火盛所致的咽喉糜烂肿痛
珠黄散	清热解毒，去腐生肌	热毒内蕴所致的咽痛、咽部红肿、糜烂、口腔溃疡久不收敛

四、开音利咽剂
考点 5 ★★★　黄氏响声丸

开音利咽剂	功能	主治
黄氏响声丸	疏风清热，化痰散结，利咽开音	风热外束、痰热内盛所致的急慢性喉瘖；急慢性喉炎及声带小结、声带息肉初起

考点 6 ★★　清咽滴丸

开音利咽剂	功能	主治
清咽滴丸	疏风清热，解毒利咽	外感风热所致的急喉痹；急性咽炎

第四节　治口疮剂

清解消肿剂

考点 ★★　栀子金花丸、口炎清颗粒

清解消肿剂	功能	主治
栀子金花丸	清热泻火，凉血解毒	肺胃热盛所致的口舌生疮、牙龈肿痛等
口炎清颗粒	滋阴清热，解毒消肿	阴虚火旺所致的口腔炎症

第七章 骨伤科常用中成药

接骨疗伤剂

一、接骨续伤剂

考点1★★ 接骨七厘片、接骨丸

接骨续伤剂	功能	主治
接骨七厘片	活血化瘀，接骨续筋	跌打损伤，闪腰岔气，骨折筋伤，瘀血肿痛
接骨丸	活血散瘀，消肿止痛	跌打损伤，闪腰岔气，筋伤骨折，瘀血肿痛

二、化瘀止痛剂

考点2★★★ 云南白药

化瘀止痛剂	功能	主治
云南白药（胶囊、片）	化瘀止血，活血止痛，解毒消肿	跌打损伤，瘀血肿痛，吐血，咳血，便血，痔血，崩漏下血，疮疡肿毒及软组织挫伤，闭合性骨折，支气管扩张及肺结核咳血，溃疡病出血，以及皮肤感染性疾病

考点 3 ★★　七厘散、跌打丸、舒筋活血片、活血止痛散

化瘀止痛剂	功能	主治
七厘散（胶囊）	化瘀消肿，止痛止血	跌仆损伤，血瘀疼痛，外伤出血
跌打丸	活血散瘀，消肿止痛	跌打损伤，筋断骨折，瘀血肿痛，闪腰岔气
舒筋活血片（胶囊）	舒筋活络，活血散瘀	筋骨疼痛，肢体拘挛，腰背酸痛，跌打损伤
活血止痛散（胶囊、片）	活血散瘀，消肿止痛	跌打损伤，瘀血肿痛